発達障害を考える
心をつなぐ

神尾陽子クリニック院長
**神尾陽子** 著

# よくわかる
# 自閉
# スペクトラムの
子どもの

# ペアレンティング

こだわりの強い子を
自信をもって育てるために

JN222981

ナツメ社

## はじめに

## 「育てづらさ」は、子どもと真剣に 向き合っているからこそ感じるもの

　私のクリニックに来られる乳幼児のご家族の中には、「育てづらさ」を強く感じているのにうまく説明できないとおっしゃる方が多くいらっしゃいます。その理由はいろいろありますが、共通していることがいくつかあるようです。

　起床から、食事、着替え、寝かしつけに至るまでの毎日のルーティンができないわけではないのに、一通り終わらせるのにひどく時間がかかる子。好き嫌いが激しく、いやなものは頑として受けつけない子。何が気に入らないのかよくわからないが、突然怒り出してなかなかおさまらない子。実際にお子さんに直接会ってみると、自閉スペクトラム症の診断に当てはまることもあれば、当てはまらないこともあります。診断がつかない（または、いわゆる"グレーゾーン"と判断された）場合でも、ご家族の「育てづらさ」が変わるわけではなく、「ふつう」の子育てのやり方で大丈夫ですよ、とは言えません。

　明確な障害があるわけでもなく、さりとて典型的な大多数とも違っている、そんな非定型的なお子さんだからこそ、正常/異常と切り分けてしまうのではなく、ていねいにその子の特性に合ったかかわりをすることが重要になってきます。診断がつかないのに周りの同年齢の子どもができていることがまだできないのは、「育て方が良くないのか」「甘やかしすぎなのか」などと悩むこともあるでしょう。わかりやすい診断がつかない少数派の子どもは、育てるご家族もそうですが、だれよりも子ども本人が戸惑い、困っているのです。

　本書のタイトルに、「自閉スペクトラム症」ではなく、「自閉スペクトラム」ということばを採用したのは、診断の有無よりもむしろ、子どもの行動特性を理解し、その子に合ったかかわりが大切ですよ、ということをお伝えしたかったためです。

子どもたちの発達は一様ではありません。そのため、特に大多数の平均的な子どもを想定した日本の教育システムのなかでは、集団活動が苦手な子どもは少なからず無理をして毎日を送っています。親の立場からは、皆と同じようにできるようになってほしいという思いが強くなってしまうかもしれません。でも、そんなときこそ、〇〇をできるようにさせたい！　という焦りをいったん脇に置いておいて子ども目線に立ち、毎日の生活でのかかわり方をいろいろ工夫してみることをおすすめします。ていねいに寄り添いながら、そして親もまた楽しみながらかかわるなかで、どういうかかわり方がその子に合っているのかがおのずとわかってくるかと思います。その手始めに、本書を参考に、できそうなことを見つけて日常生活に取り入れてみてください。

　「育てづらさ」は、お子さんからの大切なメッセージをしっかり受け止めているからこそ感じる心の痛みなのかもしれません。本書が、お子さんが「わかってほしい」と思っていることが何なのかに気付くきっかけとなれば幸いです。

　また本書は「ペアレント・トレーニング」ではなく、「ペアレンティング」ということばを採用しました。ご存じのように、ペアレント・トレーニングは、養育行動（ペアレンティング）の変容を通して、親子関係や子どものさまざまな行動の改善を図る、根拠のある治療の一種です。

　一方、本書は特定の行動の改善を目的とした育児書ではありません。お子さんの好きなこと、嫌いなことを知り、親にも子にも心地よいかかわり方を見つけてもらうことを目的として、さまざまなペアレント・トレーニングのプログラムに共通するエッセンスを抜き出し、家庭でも取り組めそうな活動を選んでご紹介しました。まずは本書のどこからでもかまいませんので、できそうと思う取り組みをぜひはじめてください。

神尾　陽子

> よく
> わかる

# 自閉スペクトラム(AS)の子どものペアレンティング

対人関係が築きにくく、こだわりが強いといった特性のある子どもの子育ては、毎日が試行錯誤の連続で、本当に疲れてしまうことも多いでしょう。子育てで悩むことがあるのなら、一人で抱えず、身近な人や地域の相談窓口に相談することも大切です。

### 子どもに対して「"ふつう"の育児ではうまくいかない」と思うこと、ありませんか？

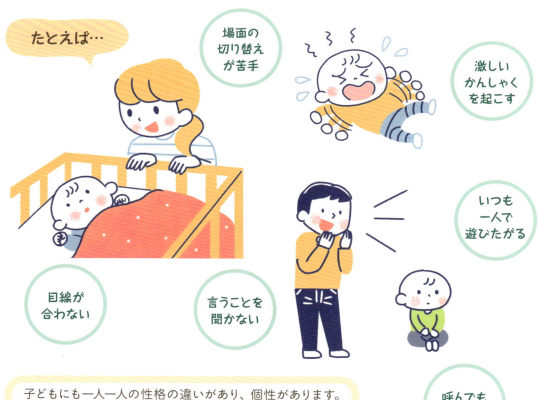

たとえば…
- 場面の切り替えが苦手
- 激しいかんしゃくを起こす
- いつも一人で遊びたがる
- 目線が合わない
- 言うことを聞かない
- 呼んでも反応がない

子どもにも一人一人の性格の違いがあり、個性があります。いまの子どもの状況を「個性」と考えてよいかどうかは、専門家のアドバイスをもらいましょう。

## 自閉スペクトラム（AS）とは？

### 人との関係を築きにくい発達の特性の一つです

子どもに対人コミュニケーションの困難さ、興味や行動へのこだわり、感覚過敏などの「特性」がある場合、「自閉スペクトラム（AS：Autism Spectrum）の特性」として対応するのが望ましい場合があります。

本書では、上記のような特性が明らかで、自閉スペクトラム症（ASD）の診断基準※に当てはまる子どもも、診断基準には当てはまらないけれど、自閉スペクトラム症と似た特性が強くある子どもも、連続すると捉えて「AS（自閉スペクトラム）特性のある子ども」と呼びます。

※ ASDの診断基準は、恣意的に国際的な合意で決められていますが、診断に当てはまる／当てはまらないの境界は、絶対的なものではありません。

**多くの場合、2歳ごろまでに次のような行動が見られます**

- 親とよく目が合う
- 名前を呼ぶと振り向く
- ほほ笑みを返してくる
- 親の指さしを目で追う
- 興味のあるものを指でさす
- 抱っこを要求する　など

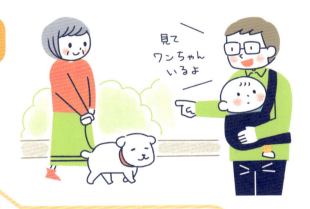

これらの行動が少なければ、「AS特性」がある可能性があります

ASDは、2歳ごろには診断が可能な場合が多いですが、診断基準に当てはまらないAS特性のある子どもも多くいます。AS特性は、親の育て方や環境が原因ではなく、生まれつきの脳の特徴がベースとなって現れる行動特性です。しかし、親や周囲の大人がその子どもに合った刺激を与え、適切なかかわり方をすれば、その子らしい発達が促され、その子の力を最大限に発揮しうることがわかっています。

## 発達が気になったらどうする？

▼

すぐに「ペアレンティング」を始めましょう

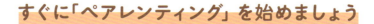

　　自閉スペクトラム症　　　　　　　　発達外来の受診予約を
　かどうかわからないけれど、　　　　　したけれど、何か月も
　発達の遅れが気になる…　　　　　　待たなければならない…

**できるだけ早期**に、親が家庭でできる
「ペアレンティング」を始めることをおすすめします

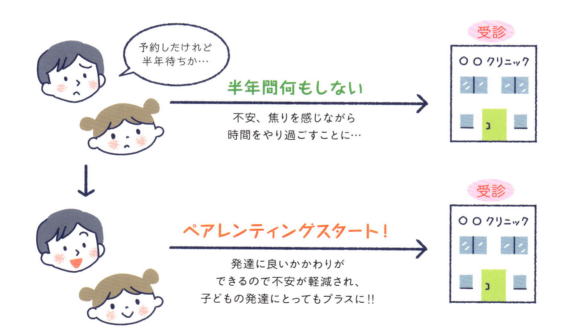

「予約したけれど半年待ちか…」

**半年間何もしない** → 受診 ○○クリニック
不安、焦りを感じながら時間をやり過ごすことに…

↓

**ペアレンティングスタート！** → 受診 ○○クリニック
発達に良いかかわりができるので不安が軽減され、子どもの発達にとってもプラスに!!

少しでも心配があるのなら、「ペアレンティング」を始めましょう。そのままにしておくことは心配ですし、親自身もストレスを感じ、不安にもなるでしょう。子どもは日々成長しており、適切なかかわりを早く始めたほうが発達にも良い影響が与えられます。「もっと早く子どもに適切にかかわっておけばよかった」と後悔しないためにも、早期に行動を起こすことをおすすめします。

## 「ペアレンティング」とは？

▼

### 本書ですすめる「親が家庭で日常的に行う子育て」のことです

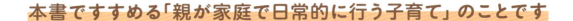

そ␣れなら、ふつうの子育てをしていればよいの？

▼

ベースとなる子育ての方法は一般的な子育てと変わりませんが
子どもとの「かかわり方」に工夫が必要です

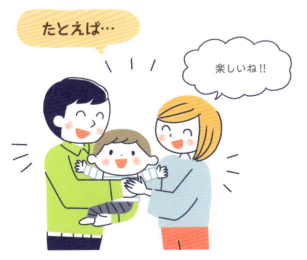

たとえば…

楽しいね!!

- 積極的に笑いかけたり声をかけたりする
- おもしろがらせる（楽しませる）
- アイコンタクトをとるように努める
- こちらを見たら（見て笑ったら）オーバーに喜んでみせる

これらは障害のあるなしにかかわらず、どの子にとっても理想的なかかわり方です。発達に心配がなくても、こうしたかかわり方を実践している方はたくさんいますが、子どもの特性によっては、より意識して実践することが望ましいのです。

「ペアレンティング」はそもそも「子育て」という意味で、親が家庭で行う一般的な育児を指します。発達に特性やかたよりがある子どもに行う「ペアレンティング」も、定型発達※の子どもに対する方法と基本的には同じですが、配慮や工夫がより必要になります。一般的な子育てを「少しだけアップグレードさせた子育て」と言ってもよいでしょう。

※大多数の子どもの発達の道筋は、多少早い遅いの個人差はありますが、「赤ちゃんことばのあとに単語が出る」というようにパターンが一定です。このパターンに当てはまることを「定型発達」といいます。それに対し、この道筋とは異なる発達をする場合を、専門的には「非定型的な発達」といいます。良い悪いではなく、単に「多数派」「少数派」という意味でつかいます。

## 「できる」「ふつう」をめざすの？

### 目標は人とのかかわりへの興味と関心を育てることです

> ことばを教えたり、してほしくないことをやめさせたりするため？

指さしやことばの練習、問題行動をやめさせるために行うものではありません。重要なことは「社会性」の発達であり、行動そのものができるかどうかということではありません。たとえ子どもが指さしできるようになったとしても、実際の生活の場面で正しい目的で行えなければ、意味がないのです。

**日々、実践することで結果として
人とかかわる「意欲」が育まれ、
「社会性」が芽生える
可能性があります**

> 子どもを「ふつう」に近づけるため？

「ふつう」や「定型発達」ということばにこだわらないでください。ほかの子と同じようにふるまうことをめざそうとするのは、本人に強いストレスがかかり、不安が強まるだけです。また、「できない」ことを周りから指摘され続けると、自己肯定感が低下し、「人とのかかわり」がつらくなってしまいます。

**「できる」を増やすのではなく、
「人とかかわりたい」という
「意欲」を育むことを
めざします**

---

本書の「ペアレンティング」でめざしているのは、できなかった行動をできるようにすることではなく、発達に特性やかたよりのない子どもに近づけることでもありません。親が、子どもの「好き」「楽しい」をありのままに受け入れて、一緒に楽しむ機会を増やすことを通し、人とのかかわりへの興味と関心を育てることが目標です。その土台づくりが将来の社会参加につながります。

## 「ペアレンティング」が思うようにいかない…

▼

**すぐにあきらめず、さらにかかわりを工夫しましょう！**

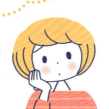

一生懸命
笑いかけているのに、
全然ほほ笑み
返してくれない…

**もしかすると子どもはそのとき、
別のおもしろいことに夢中なのかもしれません！**

- タイミングを変えて、これ以上ないくらい満面の笑みを浮かべる
- 子どもの気を引くために声を出したり、
おもしろい動きをつけたりすることも効果的

ちょっと高めのトーンで、やさしく語りかけたり、動物の鳴き声を出したりしておもしろがらせたりしてもよいでしょう。

**遊びをじゃましないようにかかわることが重要！
遊びに「そーっと参加させてもらう」という気持ちで！**

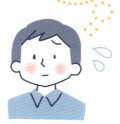

かかわりを
増やそうと
声かけしても、
かんしゃくを
起こしてしまう…

- ズカズカ入り込むのはNG
- お気に入りのものを勝手に触るのもNG
- 子どもの横に座って、どうやって遊んでいるか眺めるところから

そばで見ていることが許されるようになったら、
「上手ね」「すごいね」などポジティブな声かけや、
子どもの声や動きのまねをしてみましょう。

「頻繁に声かけをするけれど反応が薄い」「親がいっぱいリアクションしたけれど子どもは無反応」といった場合、子ども受けの悪かったやり方をくり返しても意味がないので、リアクションをもっとオーバーにする、あるいは少し声のトーンを抑えるなど工夫してみましょう。大人がおもしろいと思ったことを、子どももそう感じるとは限りません。子ども目線で親も一緒に楽しむことがポイントです。

## 子どもは本当に変わる？

### 変わる行動と、変わりにくい行動があります

子どもを「変えよう」とするのではなく、
最初に、子どもをよく観察し、理解してください

- 好きなもの、遊び、場所を知っていますか？
- 嫌いなもの、活動、場所を知っていますか？
- 表情や態度から何を欲しているのか、気に入らないのかが、わかりますか？
- 苦手なことを、無理強いしていませんか？

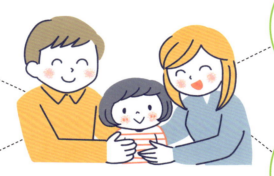

子どもに合った対応ができるようになり、
子どもも安心して親を頼るようになれば…

### 親子のしっかりとした愛着関係が育まれる
ぜひ、本書の「ペアレンティング」を試してみてください！

---

日常のいろいろな場面で「ペアレンティング」を実践し続けることで、親との関係性が深まり、子どもの情緒が安定し、いろいろな活動に意欲をもって取り組んでいく姿が見られるでしょう。少しでも子どもの「良い変化」を探し出し、ぜひ、子育てに楽しみを見つけてください。

（特性がとても強く、ペアレンティングを試しても難しい場合は、専門的な療育（発達支援）が助けになります。そのためには、専門家による「変わらない特性」についての客観的な評価や分析、診断が必要です。）

# 子どもと一緒に日常を楽しもう！

子どもを「楽しませなくては」という思いが
負担になってしまうと、「ペアレンティング」はうまくいきません。
親自身が「楽しめているか」ということを大切にしてください

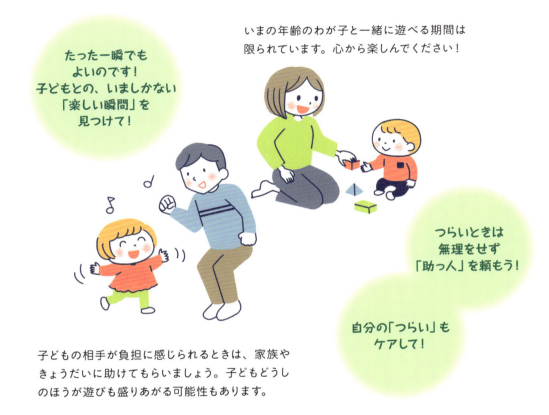

たった一瞬でも
よいのです！
子どもとの、いましかない
「楽しい瞬間」を
見つけて！

いまの年齢のわが子と一緒に遊べる期間は
限られています。心から楽しんでください！

つらいときは
無理をせず
「助っ人」を頼もう！

自分の「つらい」も
ケアして！

子どもの相手が負担に感じられるときは、家族や
きょうだいに助けてもらいましょう。子どもどうし
のほうが遊びも盛りあがる可能性もあります。

## 子どもを楽しませながら、自分も子育てを楽しむことが大切

子どもと遊ぶときは、体面など忘れて思い切り童心に返って楽しみましょう。一方、テンションをあげて子どもと遊ぶことが苦手な親もいます。その場合、頑張って子どもを楽しませようとしても、子どもの反応もいまひとつだったりして、なかなかうまくいきません。本人にとっても負担になります。その場合は無理をせず、ほかの家族に子どもの相手を頼みましょう。

# もくじ

はじめに ……………………………………………………………… 2

**巻頭** よくわかる 自閉スペクトラム（AS）の
子どものペアレンティング …………… 4

## 1章 理解 わが子に合ったペアレンティングとは？

わが子に合った「ペアレンティング」とは？ ……………………… 18
　子育てをアップグレードさせた「ペアレンティング」／「育てにくい」とは具体的にどういうこと？／
　子どもの変化や成長により気付きやすくなる／どんな子どもにも「ペアレンティング」は役立つ

社会性の発達のめやす ………………………………………………… 21
　「社会性」とは？／人に関心をもつことが社会性の第一歩／最初に関心を示す相手は
　自分の最も身近な親

自閉スペクトラム症（ASD）とは ………………………………… 24
　生まれつきの社会性の障害／乳幼児期に見られる特徴的な行動／親を悩ませるのは
　激しいかんしゃく

育てにくさが気になったら一人で悩まない ……………………… 26
　子どもの行動が気になったら早めに専門家に相談する／「ペアレンティング」の基本は
　「子ども中心」

　　**COLUMN**　良い「療育」は、ペアレンティングのヒントがいっぱい …… 28

「ペアレンティング」で意識してほしいこと ……………………… 30
　人とのかかわりをあまり求めない子ども

　　**COLUMN**　「ほめる」ことは心の栄養 ……………………………… 36

## 2章　実践1　乳児のためのペアレンティング

### 生活場面でのかかわり〈0〜12か月〉

**1　食事（授乳）場面** ································· 38
1　子どもの顔を見て、ほほ笑んだり、話しかけたり、歌ったりする
2　スプーンを「飛行機」に見立てて口まで運ぶ
3　「ママやパパにも食べさせて」とおねだりする
4　「どれが食べたい？」「どれが飲みたい？」とリクエストを聞く
5　おやつはどっちの手にあるかな？

**2　おむつ替え・着替え場面** ·················· 44
1　声をかけたり、歌を歌ったりしながらおむつ替えをする
2　ベビーマッサージややさしいタッチで楽しませる
3　着替えは「お着替え歌」でスタート！

**3　入浴場面** ······································· 48
1　お風呂の中で「泡遊び」
2　泡やお湯をやさしくかけながら体を洗う
3　タオルを使って「いないいないばあ」
4　食品トレイのお魚をつかまえよう
5　「お風呂上がりの歌」を歌う

**4　お出かけ場面** ······························· 53
1　買い物の「お手伝い」をしてもらおう
2　おしゃべりしながらお散歩する

**5　遊び場面** ······································· 55
1　子どもの「お気に入り」を見つけよう①
2　子どもの「お気に入り」を見つけよう②
3　いろいろなかくれんぼ
4　ぬいぐるみがくすぐりに行くよ
5　鏡の中で遊ぼう

**6　就寝場面** ······································· 61
1　絵本を読み聞かせる
2　おきまりの「おやすみの歌」を歌う

# 3章 | 実践2 幼児のためのペアレンティング

## 生活場面でのかかわり〈1〜4歳ごろ〉

### 1 食事場面 ······················································ 64
1 要求を伝えるタイミングをつくる
2 「もっと」の要求を引き出す
3 ぬいぐるみを使った「ふり遊び」

### 2 おむつ替え・着替え場面 ························· 68
1 「着替えの歌」を歌う
2 おむつや脱いだ服に「バイバイ」する
3 着たい服を自分で選ばせる
4 人形を使って「着せ替えごっこ」をする

### 3 入浴場面 ······················································ 73
1 石けんの泡を体にくっつけて遊ぶ
2 人形を使った「ふり遊び」
3 「お風呂上がりの歌」を歌う

### 4 お手伝い場面 ·············································· 77
1 洗濯物を手渡してもらう
2 「お片づけの歌」を歌いながら片づける
3 おやつの前にテーブルを拭く

### 5 お出かけ場面 ·············································· 81
1 「バイバイ」と手を振る動作をする
2 お出かけのスケジュールを見せる

### 6 遊び場面 ······················································ 83
1 座る時間やスクリーンタイムを減らす
2 宝探しゲーム
3 室内のボール遊び
4 ブロック遊び

### 7 就寝場面 ······················································ 88
1 お気に入りの子守歌を歌う
2 お気に入りの絵本を読み聞かせる

COLUMN 「スクリーンタイム」の考え方 …………………………………… 90

## 4章 実践3 難しい場面のペアレンティング

**難しい場面でのかかわりと理解** ……………………………………………… 92

**1 食事場面** ………………………………………………………… 93
- <遊び食べ> 食事をひとくち分ずつ出す
- <立ち歩き> 食事時間を短くする

**2 活動の切り替え場面** ………………………………………… 95
- <苦手な活動に取り組む場面> 活動のあとに「お楽しみ」を用意する
- <見通しをもちやすくする> スケジュールを視覚化する

**3 お出かけ場面** ………………………………………………… 97
- <はじめての場所に出かけるとき①> 写真や画像で心の準備をする
- <はじめての場所に出かけるとき②> 行程表を作成する

**4 排泄場面** ……………………………………………………… 100
- <トイレ嫌いの子どもに> 排泄の自立を気長に見守る

**5 かんしゃく場面** ……………………………………………… 101
- <かんしゃくを予防する> なぜかんしゃくを起こしたか、子どもの立場になって理解する
- <かんしゃくが起きてしまったら> おもちゃなどで気持ちをそらす
- <かんしゃくを起こさないために①> 「ごほうび」や「トークンエコノミー」を活用する
- <かんしゃくを起こさないために②> 自分の気持ちを伝えられるように

COLUMN 気持ちをラベリングすることば ……………………………… 106

## 5章 心をつなぐ ペアレンティングを無理なく続けるために

**葛藤やストレスとの向き合い方** ……………………………………………… 108
自分の気持ちを大切に／いまできることに気持ちを向ける／自分なりのストレス解消法やリラックスタイムを／子どもと一緒にマインドフルネス

15

## 親に「特性」があるケースも ⋯⋯⋯⋯⋯⋯⋯⋯⋯⋯⋯⋯⋯⋯⋯⋯⋯ 110

「一番の理解者」になれるはず／親と子どもの「こだわりの戦い」にならないように

## 一人で背負い込まず家族の協力を得る ⋯⋯⋯⋯⋯⋯⋯⋯⋯ 111

きょうだいへのかかわり方／身近な人と分かち合おう

## 完璧をめざしすぎない ⋯⋯⋯⋯⋯⋯⋯⋯⋯⋯⋯⋯⋯⋯⋯⋯⋯⋯⋯ 112

「失敗してもＯＫ」という気持ちで臨む／失敗は子どもの理解に必要なプロセス

## 自分をもっとほめよう！ ⋯⋯⋯⋯⋯⋯⋯⋯⋯⋯⋯⋯⋯⋯⋯⋯⋯ 113

子どもと一緒に自分もほめよう！

### 付 録　　ペアレンティングに役立つグッズ＆ツール ⋯⋯⋯ 114

アイデア１　見通しを立てる
アイデア２　気分を落ち着かせる
アイデア３　時間を可視化する

## 謝辞 ⋯⋯⋯⋯⋯⋯⋯⋯⋯⋯⋯⋯⋯⋯⋯⋯⋯⋯⋯⋯⋯⋯⋯⋯⋯⋯⋯⋯ 118

参考資料：

●国立大学法人お茶の水女子大学ヒューマンライフイノベーション開発研究機構編，神尾陽子監修（2021）．Q&Aシリーズ発達障害ASD編．国立大学法人お茶の水女子大学ヒューマンライフイノベーション開発研究機構，東京
URL http://www-w.cf.ocha.ac.jp/iehd/qa/

●世界保健機関（2019）．Guidelines on physical activity, sedentary behaviour and sleep for children under 5 years of age（5歳未満の子供の身体活動、座位行動、睡眠に関するガイドライン）．World Health Organization.
URL https://iris.who.int/handle/10665/311664

●Deborah Fein, PhD, Molly Helt, PhD, Lynn Brennan, EdD, BCBA-D, Marianne Barton, PhD
『The Activity Kit for Babies and Toddlers at Risk』（The Guilford Press,2016）

# 1章

理解

## わが子に合った
## ペアレンティング
## とは？

# わが子に合った「ペアレンティング」とは？

「ペアレンティング」とは、「育てにくさ」のある子どもの育児で力を発揮する子育て法です。「育てにくさ」のある子どもだけでなく、どの子どもにも望ましい育児の基本です。

## 子育てをアップグレードさせた「ペアレンティング」

「ペアレンティング」(parenting) ということばは、日本語では「子育て」と訳されます。これはつまり、親（養育者）が、家庭で日常的に行う育児のことを指します。

では、「この本はふつうの育児書？」と思われるかもしれません。でも、それは違います。

この本では、親が「ちょっと育てにくいな」「ふつうの育児ではうまくいかないな」と感じる子どもに向けた「子育て」を紹介します。それは、一般的な子育てに、気になる子どもの発達を促すための知識や工夫を加え、ほんの少し「アップグレードさせた子育て」と言ってもよいかもしれません。

本書では、これを「ペアレンティング」と呼ぶことにします。

## 「育てにくい」とは具体的にどういうこと？

ところで、「育てにくい」「ふつうの育児ではうまくいかない」とは具体的にはどういうことなのでしょうか。

たとえば、赤ちゃんが泣いたとき、親が抱きあげると泣き声がちょっとおさまって落ち着くことが多いのですが、なかには、抱きあげても激しく泣き続ける赤ちゃんがいます。

また、生後３〜４か月にもなると、多くの赤ちゃんは親が近づいてきたときに、親の顔を見てほほ笑みますが、親の顔も見ないし、ほほ笑み返しもしない赤ちゃんがいます。親のほうから子どもに声をかけ、笑いかけるといった働きかけを頻繁に行っているのに、期待するような反応が返ってこない赤ちゃんを、親は「育てにくい」と感じるのではないでしょうか。

しかし、そのような気になる行動が見られる全ての赤ちゃんに、何か問題があるわけではありません。赤ちゃんにも一人一人の性格の違いがあり、個性があります。

また、体調や環境が良くないために、一時的に通常とは異なる反応が現れることも考えられます。

## 子どもの変化や成長により気付きやすくなる

ただ、親が「育てにくい」と感じる状態が長く続く場合、何もせず、そのままにしておくことは心配ですし、親自身もストレスを感じ、不安にもなるでしょう。

そのようなときには、本書で紹介する「ペアレンティング」を実践してみてほしいと思います。「ペアレンティング」は、治療ではありません。あくまで、家庭で日常的に行う「子育て」の延長線上にあるもので、実践するのは親です。

「ペアレンティング」に日々取り組むことで、子どもをより深く理解し、子どもの変化や成長にも気付きやすくなるでしょう。

## 子育てのやり方にその子に合わないところがあったとき

「定型発達（大多数の子どもの発達のパターンに当てはまる）の子ども」は、合わない部分を自分でカバーしながら成長できる

「特性のある子ども」は、合わない部分を自分でカバーすることが難しく、情緒や行動に影響が出てしまう

「よりていねいな子育て」が必要に

### どんな子どもにも「ペアレンティング」は役立つ

自閉スペクトラム症（ＡＳＤ）という発達障害のある子どもは、社会性の発達に遅れがあり、こだわりが強いという「特性」があります。

「特別な子育て」が必要なのは、特性が極端に強い、診断に当てはまる子どもだけだと思うかもしれませんが、実はそうではありません。ASDの子どもに良いとされているかかわり方は、診断がついていない「グレーゾーン（発達の特性は見られるのに、診断の基準を満たさない状態）」の子ども、さらに、定型発達の子どもにとっても望ましいのです。

そして、療育場面に限らず、あらゆる生活場面でのかかわりに生かすことが大切なのです。子育てにおいて親が子どもに行うことの基本は、障害があってもなくても、基本は変わらないということです。

この本では、「ペアレンティング」に取り組むにあたり、どのような考え方で育児に臨めばよいのか、どこをめざして実践すればよいのかということを解説しながら、家庭でできる活動や遊びの具体例を紹介していきます。

親が迷うことなく、自信をもち、安心して日々「ペアレンティング」に取り組むためのサポートになることを願っています。

本書の「ペアレンティング」は、自閉スペクトラム症（ＡＳＤ）の子ども、または自閉スペクトラム症の診断の基準には当てはまらないけれど、特性が強くある子ども（本書では「ＡＳ（自閉スペクトラム）特性のある子ども」と呼びます）を対象と考えていますが、そのほかの定型発達のきょうだいにも役立つものです。

すでに診断を受けている方はもちろん、実際にいま、子どもの「発達」や「育てにくさ」などに気がかりなことがあり、医療機関の受診を申し込み予約待ちをしているという方は、ぜひその間に家庭でこの本を参考に試してみてほしいと思います。

もし、「ペアレンティング」に取り組みつつ、受診後に子どもが発達障害の診断に当てはまらないと言われた場合でも、それまでの取り組みが「ムダだった」などと思う必要はありません。

「ペアレンティング」は全ての子どもにとって望ましい子育てのかたちであり、AS特性のある子どもはもちろん、定型発達の子どもにとっても最善の子育て法だからです。

## 「ペアレンティング」の考え方

特別な育児法ではなく、親が子どもに行うことの基本は変わりません。
子育てのやり方にその子に合わないところがあれば、柔軟に理解と工夫で修正していきます。

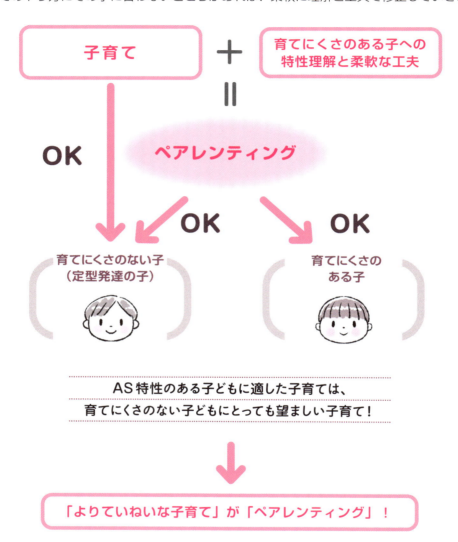

| 子どもの特性の呼び方について | 本書では、自閉スペクトラム症（ASD）の特性が明らかで診断基準に当てはまる子どもも、診断基準には当てはまらないけれど、自閉スペクトラム症と似た特性が強くある子どもも、連続すると捉えて「AS（自閉スペクトラム）特性のある子ども」と呼びます。 |
|---|---|

# 社会性の発達のめやす

乳幼児期の「運動」や「ことば」だけではなく、「社会性」の発達のめやすも知っておきましょう。子どもを観察していると、細やかな気付きがあるかもしれません。

## 「社会性」とは？

「社会性」ということばをよく耳にしますが、どういう意味かご存じでしょうか。「社会性」とは、「社会生活を営むために、人が自分以外の他者と関係を築こうとする特性」のことです。

ここでは、生後、子どもがどの段階で、どのような社会性を身につけていくかという「社会性の発達のめやす」を紹介します。これは、あくまで「めやす」としての発達過程であり、発達速度には個人差があることに留意してください。

また、この「めやす」は、社会性の発達を表す子どもの行動を並べたものにすぎず、実際の発達で、どれかの行動がこの指標よりも早く現れ、どれかの行動が遅く現れることもあります。

## 人に関心をもつことが社会性の第一歩

これらを踏まえたうえで、次ページの「社会的発達のめやす」の図を見てみましょう。

生後間もない赤ちゃんが、たびたび泣いて親を求めること自体が、社会性の発達の第一歩であるということがわかります。

「おなかがすいた」、「おむつが汚れた」と、ことばでは言いませんが、自分に起こった不快な状況を、身近なだれかに訴えて改善してほしいと泣いているのです。

一般に赤ちゃんは、人の顔や声にも敏感です。だれかが顔をのぞき込むとじーっと見つめたり、人の声が聞こえると頭を動かしてそっちを見ようとしたりします。

## 最初に関心を示す相手は自分の最も身近な親

このように人への関心が高いのは、赤ちゃんがだれかから教育された結果ではありません。人は生まれつき、他者に興味を示すものなのです。特に、最初に関心を示す相手は、自分の最も身近なところで養育してくれる親（養育者）です。接触頻度が多いほど関心も高まり、ほかの人と区別して意識するようになります。

目が合ったり、抱っこされたり、声をかけられたり、ほほ笑みかけられたりする経験を通して、親との親密な関係が育まれ、愛着が形成されるのです。そして、親密な関係を築いた親に依存するようになり、甘えたり、要求を出したりするようになります。

親との安定的な信頼関係を築くことができると、さらに関心の対象はほかの家族や祖父母、友だちへと広がっていき、それとともに、人との関係性や自身が参加する社会も広がっていくのです。

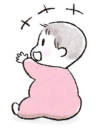

## 社会的発達のめやす

**1〜2か月**
- 不快を訴えて泣く
- 抱きあげたり、話しかけたりすると落ち着く

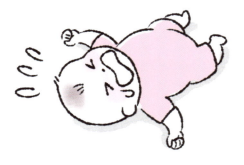

**3〜4か月**
- 目が合うとほほ笑み返す
- 笑わせようとしてかかわると、クックと声を出してこたえる
- 親の注意を引こうとして手足を動かしたり、声を出したりする

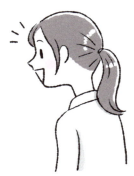

**4〜5歳**
- 子どもどうしでごっこ遊びをする
- 場所によって態度・行動を変える(公共の場と家庭内など)
- 今日、自分がしたことを親に伝えようとする
- ルールや順番がわかる
- 親にダンスや歌などを披露する
- 食後の片づけなどの簡単な家事をする

**2〜3歳**
- ほかの子の隣で遊ぶ、ときどき一緒に遊ぶ
- 大人と簡単な会話ができる(簡単なコミュニケーションがとれる)

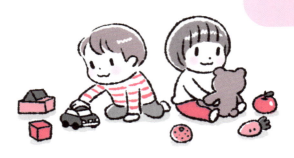

〈注意〉該当する月齢(年齢)で、子どもがそのスキルを身につけていないからといって、「ASDの可能性がある」ということではありません。この図をチェックリストとして使わないようにしてください。

**6か月**
- 人に向かって笑う

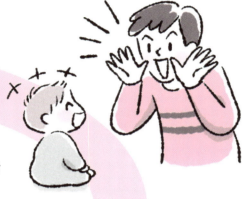

**9か月ごろ**
- 「いないいないばあ」をすると喜ぶ
- 人見知りをする
- 親がそばを離れると泣く・ぐずる
- うれしさ、悲しさ、怒り、驚きなどさまざまな表情を見せる
- 名前を呼ぶと反応する

**10か月ごろ**
- 親の指さしに応じて対象物を見る

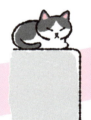
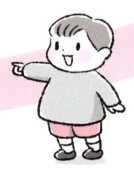

**1〜1歳半**
- 親と一緒に手遊びなどをする
- バイバイと手を振る
- 食べるふりなどの「ふり遊び」をする
- ほかの子どもに興味を示す
- 自分のお気に入りのものを親に見せにくる
- 自分から指さしをする
- 親の視線を追って、同じ対象物を見る

**1歳半〜2歳**
- はじめての場面では、親の顔を見て反応を確かめる

# 自閉スペクトラム症（ＡＳＤ）とは

自閉スペクトラム症（ＡＳＤ）は、二つの特徴的な行動が見られる生まれつきの障害です。養育環境や親の育て方が原因で発症するものではありません。

## 生まれつきの社会性の障害

自閉スペクトラム症（ＡＳＤ：英語名称のAutism Spectrum Disorderの頭文字）とは、自閉症やアスペルガー症候群などの似通った症状を大きな一つの連続体（スペクトラム）と捉えて、世界中で使われている診断名のことで、ＡＳＤとも呼ばれます。

ＡＳＤの人は、全人口の１～２％いると推定され、現段階では女性よりも男性に多い傾向があると考えられています。原因は、はっきりとはわかっていませんが、多くの遺伝子になんらかの変異があり、それらが複雑に影響し合って発症するのではないかと考えられています。「遺伝子」ということばからもわかるように、ＡＳＤは生まれつきの障害であり、養育環境や親の育て方が原因となって発症するものではありません。

国際的なＡＳＤの診断基準として、アメリカ精神医学会によるDSM-5-TR（Diagnostic and Statistical Manual of Mental Disorders. 5th ed-TR, 2022）が有名ですが、それによると、

①対人コミュニケーション障害
②限定的・反復的行動パターン
　（＝物・行動へのこだわりや興味のかたより）

の二つの特性が、発達の早い段階からはっきりと見られることが診断の要件となっています（特性が軽度、あるいは何らかの理由でカバーされている場合、年長になってから診断される人もいます）。診断基準のことばではわかりづらいと思いますので、その基準に当てはまる乳幼児の行動の具体例をあげて説明しましょう。

## 乳幼児期に見られる特徴的な行動

①対人コミュニケーション障害の具体例
- 親とのアイコンタクトがほとんどない
- 笑いかけても笑い返さない
- 名前を呼んでもめったに反応しない
- バイバイをしない
- 親が指さしたものを目で追わない
- 自分が興味のあるものを指さして親に伝えようとしない
- 一人遊びを好む　など

②物・行動へのこだわりや興味のかたよりの具体例
- おもちゃや積み木を一列に並べてくずされると怒る
- 乗り物のおもちゃの車輪をくるくる回して楽しむ（乗り物を走らせて遊ぶのではなく）
- いつものやり方や習慣に固執して、変化を極度に嫌う
- 鉄道や恐竜などの限定的な対象に強い関心をもって没頭し、ほかの子どものする遊びにはほとんど興味を示さない　など

これらのようすが生活のなかで明らかに支障となる状態にあることです。

つまり、特性のために集団生活になじみにくく、保育園・幼稚園でも一人でいることが多い、

活動の切り替えがスムーズにできない、行事や遠足などのいつもと違った活動への参加を拒否するといった支障も生じやすくなる状態です。

子どもがASDかどうかは、子どもの生まれ育った環境や行動のようす、発達検査などにもとづいて、発達障害の診断経験が豊富な専門医の診察を受けることで、たいていは2歳前後にはわかります。

## 親を悩ませるのは激しいかんしゃく

ご家族から、発達相談や外来で「家庭で頭を悩ませていること」として、真っ先にあげられるものに「かんしゃく」があります。特に、ASDの子どもは、自分が決めたやり方やルールに強いこだわりをもち、それが聞き入れられないと激しいかんしゃくを起こして抵抗を示します。

他人から見ると、ささいなこと（比較的容易にあきらめられること）であっても、何が何でも要求を押し通そうとし、自分の思いどおりにならないとひどく取り乱して暴れ、人や物に当たる子どももいます。その結果、周りにいる人（特に親）は振り回され、疲弊してしまうのです。かんしゃくの程度や頻度があまりにも激しいと、親の対応は極端な二つの方向に向かいがちです。

一つは、家族の生活に悪影響が及んだり、家庭内の雰囲気が悪くなったりすることをおそれ、子どもの言いなりになってしまうパターンです。そしてもう一つは、「騒げばわがままが通る」と学習させてしまってはならないと、強い力でねじ伏せ、子どもを支配しようとするパターンです。これは極端な例ですが、こういったパターンになってしまわないように、ぜひこの本を手に取った今日から、ペアレンティングのコツを役立ててほしいと思います。

## 1歳代のASDを疑うサイン

**あまり見られない場合、ASDを疑う**
- アイコンタクト
- 他児（きょうだい以外）への関心
- ほほ笑み返し
- 呼名（名前を呼んだことに対する）反応
- 人見知り
- 興味の指さし
- 指さし追従（大人の指さしを目で追って対象物を見る、その後、大人の顔を見る）
- 視線追従（大人の視線を目で追って対象物を見る、その後、大人の顔を見る）
- 興味のあるものを見てほしい大人（母親など）に見せに持ってくる
- 身ぶりがなくても言われた指示を言語だけで理解する
- 身近な大人の動作や言語の模倣

**よく見られる場合、ASDを疑う**
- どこを見ているのかわからない（目の前の母親の笑顔よりも遠くの天井や窓の外などを見ている）
- 感覚的な遊びをくり返す（おもちゃを落とす、口に入れる、触るなどの感覚的な刺激だけをくり返し楽しむ、水を触る、回転するものを眺めることに没頭するなど）
- 音や触覚に過敏に反応する（ふつうなら気にならないような物音に大泣きする、特定の音だけをいやがる、特定の素材の衣服しか着たがらない、手をつなぐのをいやがるなど）
- 極端な偏食

参考：国立大学法人お茶の水女子大学ヒューマンライフイノベーション開発研究機構編，神尾陽子監修(2021)．Q&Aシリーズ発達障害ASD編．国立大学法人お茶の水女子大学ヒューマンライフイノベーション開発研究機構，東京　一部改変
URL http://www.w.cf.ocha.ac.jp/iehd/qa/

1章
わが子に合ったペアレンティングとは？

# 育てにくさが気になったら一人で悩まない

気になることがあったら、できるだけ早く専門家に相談しましょう。同時に、子どもの特性に合った「ペアレンティング」を実践しながら、良好な親子関係を育みます。

## 子どもの行動が気になったら早めに専門家に相談する

いまは、SNSでさまざまな情報が溢れています。

しかし、そのために、気がかりなことを調べれば調べるほど、逆に不安にもなってしまいかねませんので、その子のことをよく知っているかかりつけ医や、身近にいる保健師、相談機関などに相談しましょう。もし、発達障害を専門的に診断する児童精神科、小児神経科、小児科の発達外来などをすすめられたときは、できるだけ早く受診しましょう。

発達障害の専門外来の予約がすぐに取れず、待つことになっても、診察の予約をしておくことをおすすめします。

長期間待たされることになってしまう場合も、ただ心配して待つだけではなく、その間にぜひ、家庭でできる「ペアレンティング」をスタートさせましょう。

## 「ペアレンティング」の基本は「子ども中心」

子育てを難しく感じるならば、楽しい瞬間を少しずつ増やしていきましょう。

「ペアレンティング」には難しい理論や技術はいりません。どの子どもにとっても望ましい、ごくふつうの「子育て」をベースに、意識すべきポイントを強調した「ペアレンティング」は、だれでも気軽に取り組める子育て法です。

子どもは、一貫性のある環境のなかでこそ、安心して過ごせるものです。取り組み始めたら、短時間でもよいので、できるだけ毎日心がけるようにしてください。朝起きて、食事をしたり、おむつ替えや着替えをしたり、お風呂に入ったり、お出かけをしたり、遊んだり…。そうした日常の行動を通してかかわりながら、子どもに合った生活リズムを整えたり、ルーティン（習慣）をつくったりしていきます。

### 子ども中心の時間はありますか？

- 子どもにわかるような声かけをしていますか？
- 子どもの好きな遊び方を知っていますか？
- 子どもがいやがることを知っていますか？
- 子どもの好きな遊びをじゃませず、そばで見てあげることをしていますか？

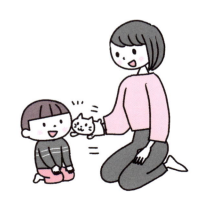

気をつけてほしいのは、「親中心」のペースになっていないかということです。その子の発達の状況や好き嫌い、得意不得意を無視して進めてはいけません。「ペアレンティング」の重要な点は「子ども中心」であること、そして、親も楽しみながら行うということです。ぜひ、子どもが楽しんでいることを、一緒に楽しんでください。

　子育てが「大人中心」のペースになりすぎていると、子どもは指示されることが多すぎて情緒が不安定になったり、親子関係にも悪い影響が出たりするかもしれません。ですから、親のかかわり方に「軌道修正」が必要なら、できるだけ早いほうがよいのです。

　「子ども中心」のかかわりを大切にしていくと、必要以上の指示や叱責が減っていくので、子どもは安心してストレスが減り、情緒も安定します。

　そうなれば、遊びや活動に意欲が高まり、親とのかかわりも広がる可能性があります。

1章　わが子に合ったペアレンティングとは？

## 「子ども中心」のかかわりが重要

**親が「こうしてほしい」と思う「親中心」のかかわりになっていませんか？**
- できるようにトレーニングしている
- やりたくないことを無理やりやらせている
- 苦手なことを克服させようとしている

**基本は子どもが「楽しい」と感じ「安心」できる「子ども中心」のかかわり！**

子どもが楽しんでいることを親も一緒に楽しもう！

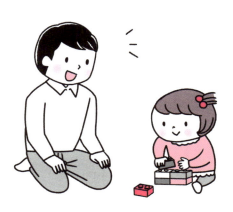

COLUMN

# 良い「療育」は、
# ペアレンティングのヒントがいっぱい

　ＡＳＤの診断がつけば、「療育」（発達の課題のある乳幼児に対して、発達を促す支援を行うこと）をすすめられるでしょう。

　根治療法のないASDにとって、「療育」は、現在、唯一の「行動的治療」です。的確な子どもの環境や行動などの情報の収集や分析のもと、その子どもに合った療育プログラムが専門家の手によってつくられ、適切に実践されるのであれば、発達を促す効果が期待できるでしょう。しかし、いま、「療育」を必要としている全ての子どもに、適切な「療育」が提供できる環境が整っているかといえば、残念ながら必ずしもそうとはいえないのが実情です。

　もし、運よく子どもに合った良い「療育」に出会えたら、親がどのような対応をすればよいか教えてもらい、家庭でもできる範囲で実践するとよいでしょう。

　経験豊かなセラピストのかかわりは、家庭でも参考になるポイントがあります。

　まず、セラピストは子どものちょっとしたパフォーマンスにオーバーなくらいリアクションをしていることに気がつくでしょう。それも、ポジティブな声かけをともなっているはずです。そして、その声かけには子どもが何をするのか、してはいけないのかがわかりやすく、一貫性があるはずです。ぜひ、参考にしてみてください。

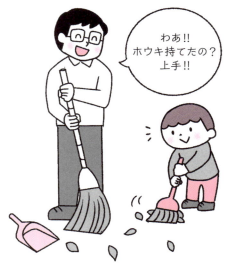

わあ!!
ホウキ持てたの?
上手!!

# 「良い療育」のポイント

◆ 一人一人のアセスメント（子どもの環境や行動などの情報の収集や分析）に基づいて、子どもにふさわしい療育目標が明確に定められている

◆ 療育目標を、子どもの成長に合わせて柔軟に修正している

◆ 個別の支援では、一人一人の子どもの興味に合わせた「ごほうび」を用意している

◆ 小集団での支援の場合、一人の療育者が担当する子どもの人数が二人（多くても三人）まで

◆ 視覚的な手がかりを用いて、活動の流れが子どもにわかりやすく示されている

◆ さまざまな問題行動に対して、具体的なアドバイスがある

◆ 親が家庭でどうかかわればよいか、指導やアドバイスの機会がもうけられている

◆ 療育で行っている支援や教育の内容が、園や小学校にもていねいに引き継がれている

# 「ペアレンティング」で意識してほしいこと

子どもの反応が薄かったとしても、かかわり方を工夫しながら、子どもが少しでも人とかかわることが「楽しい」と感じられる瞬間を探していきましょう。

## 人とのかかわりをあまり求めない子ども

　一生懸命こちらからかかわっても、スルーされたり、反応が薄かったりすると、がっかりしてしまうかもしれません。ときには寂しく感じることもあるでしょう。

　でも、そういうときこそ無理をせず、子どもが少しでも、人とかかわることを楽しいと感じられる瞬間を発見していきましょう。

　そのポイントは、物のほうが楽しいと感じている子どもに、人（親）がかかわることで「もっとおもしろくなった！」と思ってもらうことです。

　「物＋人」＞「物」（物だけで遊ぶより、人が加わって遊ぶほうがもっと楽しい）ということに子どもが気付くと、少しずつですが、「人（親）は自分を楽しませてくれる存在」であり、困ったときには「自分を安心させてくれる存在」であると感じるように変わっていきます。その変化は、子どもによってさまざまです。

　しかし、ひたすら教えたり、訓練したりするだけでは子どもも親も楽しくないですし、楽しくなければ意欲も続きません。

　楽しいかかわりの積み重ねから、親子の愛着関係が育まれ、社会性の発達が芽生え、育つのです。

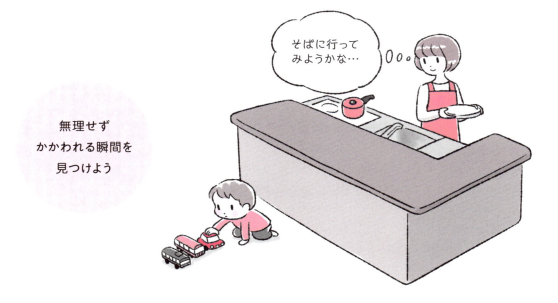

無理せず
かかわれる瞬間を
見つけよう

## ポイント

「できるようになること」ではなく、「できたら楽しい！」をめざす
➡ 一人でできなくても、親が手を添えてできたらほめる。
　それが達成感につながる

劇的な変化を期待しない

「親中心」ではなく「子ども中心」のかかわりを

子どものペースに合わせて、成長をゆっくり楽しむ
➡ 子どもの小さな成長を発見して、楽しむ。
　それが「ペアレンティング」の醍醐味

## かかわり方の工夫

かかわりに対して反応の薄い子どもとのやりとりを広げていくために、次のことを参考にして実践してみましょう。

### かかわり 1　視線が合わなくても、親の顔が子どもの視界に入るようにする

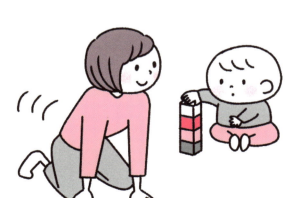

子どもが楽しく遊んでいる視線の先に、さりげなく移動して、子どもの視界の隅に自分が入るようにしてみましょう。楽しいときに親の笑顔も一緒に見られたらうれしいですね。ただし、子どもの遊びのじゃまにならないようにします。

1章　わが子に合ったペアレンティングとは？

## かかわり 2
### 子どもがほほ笑んだら、大げさにリアクションする

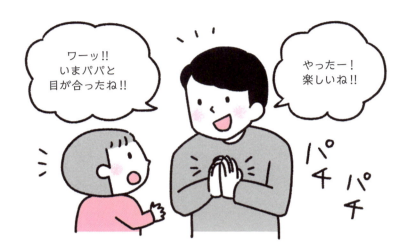

子どもが楽しいときに、親のリアクションを感じると、親に注目しやすくなります。

## かかわり 3
### 子どもの要求に先回りして応じるのではなく、寄り添って待つことも大切

子どもが欲しがる前に先回りして与えるのではなく、子どもが要求のサインを出すまで少し待ってみましょう。

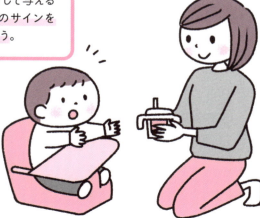

### かかわり 4
**子どもが遊んでいるそばで、やさしい声とわかりやすいことばでほめたりナレーション（実況中継）したりする**

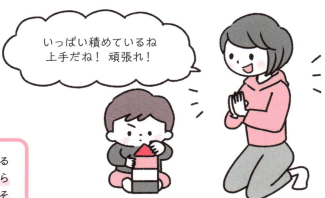

遊びに集中しているときに手を出されることをいやがる場合は、じゃまにならないように、やさしくおだやかな声でそっと話すように心がけます。

### かかわり 5
**子どもが楽しく遊んでいるそばで、親が子どもの動作をまねる（まねっこ遊び）**

一人で遊ぶのが好きな場合は、親がそばで子どもと同じおもちゃを使って、同じ動作をしてみましょう。まねられることがやりとりのきっかけになることがあります。

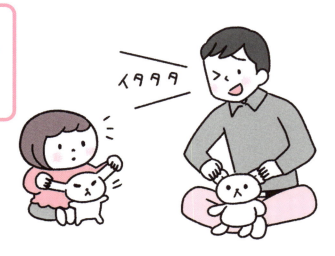

## かかわり 6
### 子どもが言ったことば（音）を親がくり返して言う

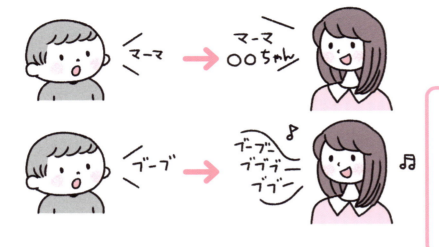

子どもの発したことばや音に抑揚をつけたり、メロディにのせて歌にしたりして、まねしてみましょう。また、子どものことばを少しアレンジして、語尾をかえたりしても楽しくなります。

## かかわり 7
### 日常の活動に「歌」をつけて、楽しいルーティンにする

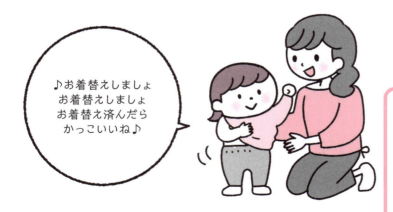

♪お着替えしましょ
お着替えしましょ
お着替え済んだら
かっこいいね♪

着替えやおむつ替え、入浴、片づけなど、日常のさまざまな活動を「歌」にして、親が歌いながら、活動を促しましょう。歌が始まると、子どもが楽しい気分になり、あまり好きではない活動でも取り組みやすくなります。

## かかわり 8  子どもの気持ちに合わせて、ことばやうなずき、ジェスチャーを使って表現する

| 怒り | うれしい | ショック | こわい | 拒否・いや |
|---|---|---|---|---|
| 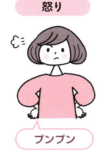 | 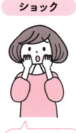 | 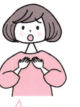 |  |  |
| プンプン | ニコニコ | ガーン | こわーい | にがて |
| 腰に両手を当てる | バンザイをする | 頬に両手を当てる | 胸に両手を当てる | 両手を前に出す |

ことばで自分の気持ちを伝えられずにイライラしやすいのかもしれないときは、簡単なことばやジェスチャーにして気持ちをわかりやすく表現してあげましょう。

## かかわり 9  声かけだけでなく、絵や写真、実物を見せて見通しをもたせる

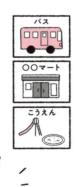

今日はバスでお出かけするよ

場面の切り替えが難しい子どもには、これからやることの見通しを立てやすくしてあげましょう。これから何をするのか、どこへ行くのかなどを前もって絵や写真、実物を見せることで、イメージと理解を促す工夫をします。

1章 わが子に合ったペアレンティングとは？

COLUMN

# 「ほめる」ことは心の栄養

　「子どもが当たり前のことをしただけで、おおげさにほめなくてはいけないの？」そう思う人は多いのではないでしょうか。オーバーにおだてることに違和感を覚える人も少なくないでしょう。しかし、基本的に、子育てで「ほめる」ことを意識するということはとても大切なことです。

　人に対する関心が薄いASDの子どもは、親からほめられてうれしいという感情が、ほかの子どもと比べると希薄に見えます。

　しかし、そういうタイプの子どもでも、ほめられてうれしい感情が湧かないわけではないのです。うれしい感情が心の中で芽生えていても、表情や態度に表れないだけかもしれません（臨床の場でも、そうした経験はたくさんあります！）。

　ほめるといっても、子どもが喜ぶ「物」をあげる必要はありません。

　しっかり子どもに注目して、「すごいね」などといったことばがけと、拍手や笑顔をたっぷり注いであげましょう。

　ハグが好きな子ならハグしてあげましょう。体をくすぐられるのが好きな子もいます。大きな音に敏感な子どももいますから、大きな声でオーバーに声をかける必要はありません。

　ポイントは、やりとりの遊びができにくい子どもが、人がそばにいても自分のしたい遊びが心地よく続けられることです。

　また、決して親の押しつけにならない、すてきな親からのかかわりを増やすことです。

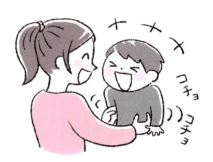

# 2章

実践1

# 乳児のための
# ペアレンティング

月齢(年齢)はあくまで「めやす」です。ここで紹介したかかわり方が、より年長の子どもに適している場合もあります。子どもの年齢にかかわらず、いろいろなかかわり方を試して反応を見ながら、その子に合った(喜んだり、関心をもったりする)方法を採用してください。

生活場面での
かかわり

**0〜12か月**

# 1　食事（授乳）場面

子どもがミルクを飲んだり、食事をしたりしている最中に、しっかり正面から顔を向き合わせ、ほほ笑みかけながら声をかけましょう。目が合ったら笑いかけて、歌ったり、優しくゆすったりしてみます。

## 1　子どもの顔を見て、ほほ笑んだり、話しかけたり、歌ったりする

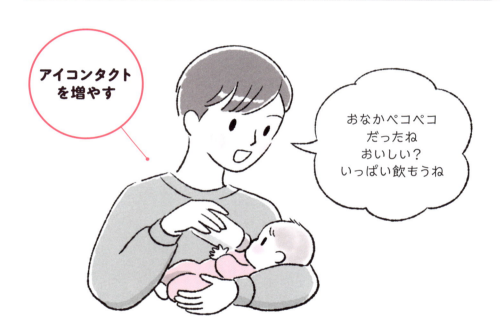

アイコンタクトを増やす

おなかペコペコだったね　おいしい？　いっぱい飲もうね

子どもとアイコンタクトをとる機会をできるだけ増やすように、顔がよく見えるように抱っこしたり、座らせる場合は正面に座ったりしましょう。もし、子どもがよそ見をしていても、目が合ったら、すかさずほほ笑み、「おいしいね！」などと声をかけるようにします。なかなかこちらを見なくても、赤ちゃんの声やすること（手を動かすなど）をまねしてみましょう。

## 2　スプーンを「飛行機」に見立てて口まで運ぶ

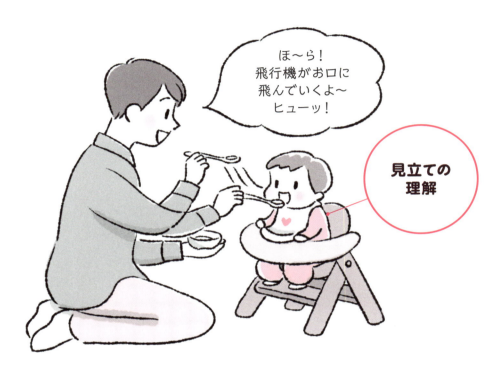

9か月を過ぎると、ものを別のものに「見立てる」ことがわかり始めます。見立てるということは、のちのことばの発達や、人とのコミュニケーションの土台となる重要な発達のステップです。食事をスプーンで食べさせるときに、スプーンを飛行機に見立てて、飛行機が子どもの口まで飛んでいって、ご飯を届けるという「見立て」を取り入れた遊びをしてはどうでしょう。すくった食べ物をすぐに子どもの口に持っていかずに、飛行機のように宙を飛び回り、最後に「〇〇ちゃんのお口に入った〜！」などと、子どもの口に着陸させるのです。

## 3　「ママやパパにも食べさせて」とおねだりする

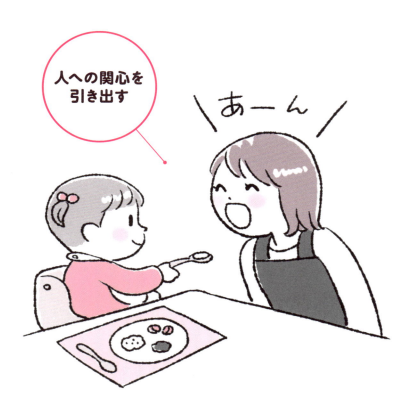

子どもが自分でスプーンを使って食べられるなら、食事中に子どものほうに身を乗り出して、「ママ（パパ）にもちょうだい」と言って口を開けてみましょう。子どもがスプーンの食べ物を口に入れてくれたら、「わー、ありがとう！　おいしいね！」と大いに喜びます。いつも「おいしい」と言うのではなく、ときどき顔をオーバーに変えて「から〜い！」「あま〜い！」などとバリエーションをつけると、その反応をおもしろがり、こうした人とのやりとりに関心をもちやすくなるかもしれません。

## 4 「どれが食べたい？」「どれが飲みたい？」とリクエストを聞く

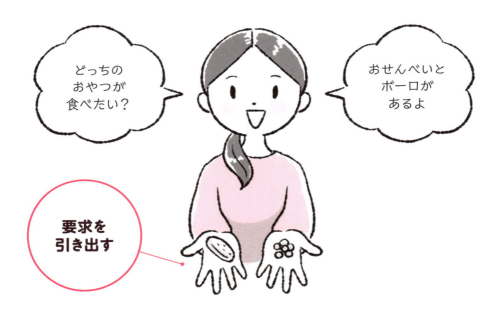

9か月を過ぎると選ぶということをしはじめます。おやつを出すときなどに、2種類のおやつを右手と左手に持って見せて、「どっちが食べたい？」と聞いてみましょう。まだどちらかを選べなくても、視線をどっちかに向けたら、「こっちがいいのね！」と言って、すぐにそのおやつを差し出します。

## 5　おやつはどっちの手にあるかな？

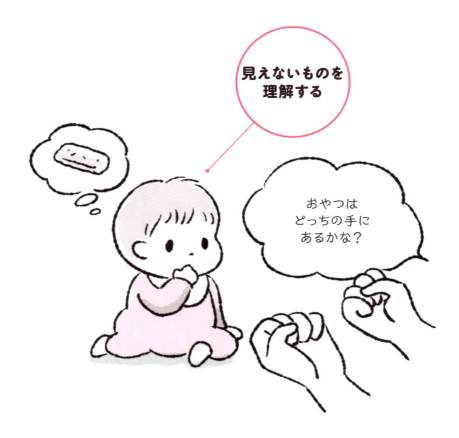

毎回ではなくてよいので、おやつを片方の手にとって握り、子どもに両手を出して、「おやつはどっちにあるかな？」と聞いてみましょう。8か月を過ぎると、目の前からものが隠れてしまっても、握ったほうの手を探すようになります。目の前にないものの存在を理解できるので、「いないいないばー」も楽しめるのです。

## ここがポイント！

### 目が合わなくてもあきらめない

子どもとなかなか目が合わなくても、すぐにあきらめないでいろいろな方法を試してみてください。

- 顔が向き合うような体勢をとってみる
- ほほ笑みかけながら声をかけてみる
- 目が合ったら、その瞬間に笑いかけ、歌ったり、優しくゆすったりしてみる

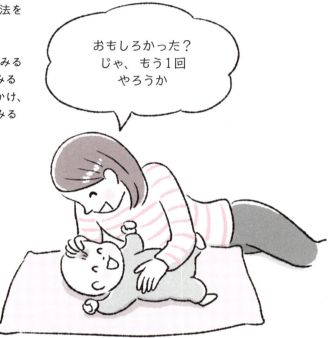

---

### 子どもが意思表示をしたら、それにこたえる

子どもの発達の状況によって、直接自分から手を伸ばして欲しいほうを取る、指や手で欲しいほうを示す、おいしい反応をするなど、反応はいろいろです。方法はどうであっても、意思表示できたことは、大いに喜んでください。自分が意思表示をしたら、親がそれにこたえてくれるという経験を積むことは、自分から意思表示しようとする意欲を育てます。

## 生活場面でのかかわり 0〜12か月

# 2 おむつ替え・着替え場面

歌を歌ったりやさしくタッチしたりして、いろいろ刺激を与えましょう。子どもがどんな刺激が好きかを把握し、喜んだ刺激はその後も継続して与えるようにします。

### 1 声をかけたり、歌を歌ったりしながらおむつ替えをする

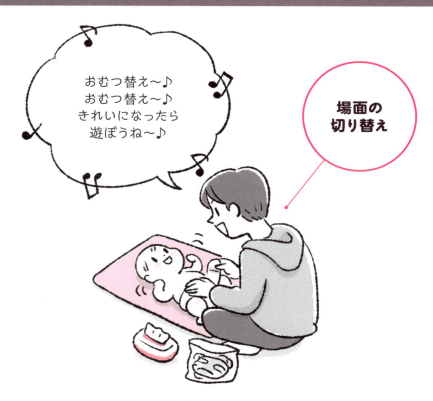

おむつ替え〜♪
おむつ替え〜♪
きれいになったら
遊ぼうね〜♪

場面の切り替え

子どもの顔をのぞき込み、目を合わせながら、おむつ替えをしましょう。やさしい声で話しかけたり、歌を歌ったりします。歌は、替え歌でもオリジナルでもかまいません。おむつ替えのとき、決まってその歌を歌えば、子どもはいまから何がはじまるのか予測しやすくなります。子どもと目が合ったときにリアクションしてあげると、楽しい時間になります。

## 2 ベビーマッサージやさしいタッチで楽しませる

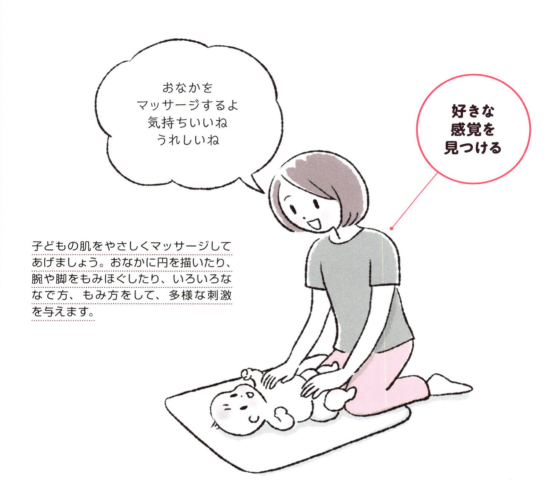

おなかを
マッサージするよ
気持ちいいね
うれしいね

好きな感覚を見つける

子どもの肌をやさしくマッサージしてあげましょう。おなかに円を描いたり、腕や脚をもみほぐしたり、いろいろななで方、もみ方をして、多様な刺激を与えます。

おむつ替えが終わったら、服を着せる前に、子どもの肌をやさしくマッサージしながら、子どもの反応をよく見ましょう。感覚に過敏さのある子どもは、好きな感覚、嫌いな感覚がはっきりしていることがあります。これは生理的なものなので、嫌いな感覚刺激がわかれば、できるだけそれを避けるようにしましょう。

2章 乳児のためのペアレンティング

## 3 着替えは「お着替え歌」でスタート！

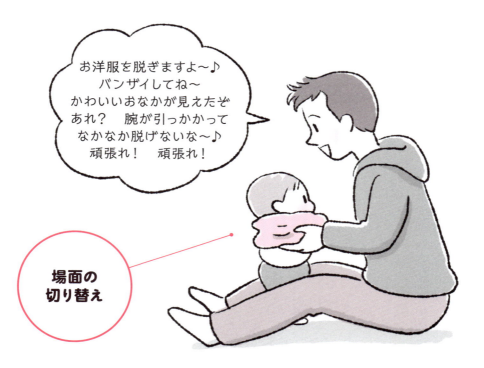

お洋服を脱ぎますよ〜♪
バンザイしてね〜
かわいいおなかが見えたぞ
あれ？ 腕が引っかかって
なかなか脱げないな〜♪
頑張れ！ 頑張れ！

場面の切り替え

衣服を着替えさせることは、日常の一部です。大人としては早く済ませたいところかもしれませんが、こうした少しの時間も楽しくなるルーティンにしてしまいましょう。場面の切り替えが難しい子どもの場合はとくに、お着替え歌は、いまから着替えをすることを知らせ、次の行動に移りやすくなります。手順に合わせて「まずはシャツを脱ぐよ」「次はきれいなシャツを着るよ」と一つ一つ動作をナレーションしてあげてください。「やったー！ 脱げたー！」「着れたー！ はい、おしまい！」とメリハリをつけてみるとよいでしょう。

### アイデアのヒント

#### おむつで「いないいないばあ」

おむつ替えを始める前に、新しいおむつを使って自分の顔を隠してから、「いないいないばあ」をしてみせます。おむつから顔を出す方向を変えたり、顔を出すたびに表情を変えたりしてみましょう。おむつのかげから出てくる親の顔を楽しみに待ってくれたら大成功です。

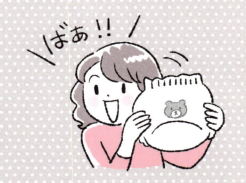

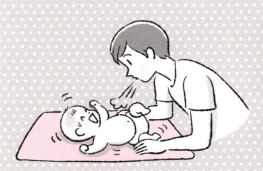

#### 息をふきかけられるのは好き？

おなかや足に息を吹きかけられるのが好きな子どももいます。試しに一度やってみましょう。息はやさしく、フッと吹くのがコツ。もし、子どもが笑ったり、うれしそうにしたりしたら、ときどきやってあげましょう。いやがったときは、やらないようにします。

#### くすぐられるのは好き？

着替えの途中で、首元や脇腹、脇の下などをくすぐってみましょう。くすぐられるのが大好きなら、着替えの間に何度もくすぐりましょう。「こちょこちょするよ〜」などと言いながら、くすぐろうとする振りだけすると、なかなかくすぐってくれないので、子どもが「やって！」というサインを見せるかもしれません。そうしたら、「よ〜し！」と言ってアイコンタクトをとって、思い切りくすぐります。

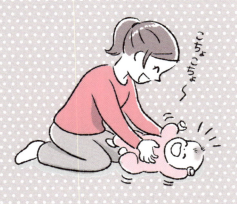

2章 乳児のためのペアレンティング

| 生活場面での かかわり 0〜12か月 |

# 3 入浴場面

バスタイムに、子どもの好きな遊びを取り入れましょう。子どもを楽しませる工夫を凝らして、楽しいルーティンづくりをします。

## 1　お風呂の中で「泡遊び」

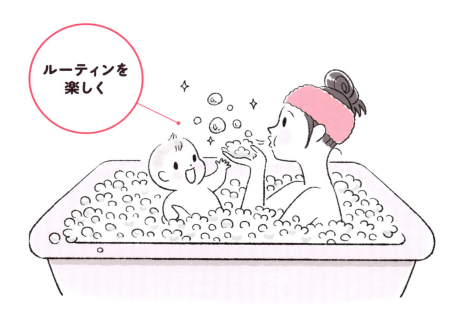

ルーティンを楽しく

泡がたくさん出る入浴剤を使って、できた泡を吹いて飛ばして遊びましょう。子どもは夢中になります。飛ばした泡を子どもの手や足で弾かせて、消えてしまうところを見せるのもよいでしょう。泡を白いヒゲのように親の顔につけて見せたり、泡の中に隠したおもちゃを取り出して見せて驚かせたりしてみましょう。

## 2　泡やお湯をやさしくかけながら体を洗う

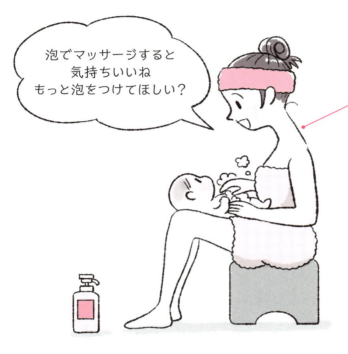

**好きな感覚を見つける**

泡でマッサージすると気持ちいいね　もっと泡をつけてほしい？

手に泡をつけてマッサージするように洗ったり、肌触りのよいスポンジやガーゼなどで洗ったりしましょう。いろいろな感覚刺激を試してみて、子どもの感覚の好みにあった「お気に入り」の洗い方を見つけます。

体の触覚などの感覚が過剰に敏感な「感覚過敏」のある子どもにとっては、水が顔にかかるバスタイムは、苦手な時間です。バスタイムができるだけ心地よく楽しい時間になるように、子どもの表情をよく観察しながら、体を洗いましょう。何が好きな感覚で、何が嫌いな感覚なのか気がつくことができるでしょう。石けんの泡の感触が気に入っているようなら、体のあちこちに泡をつけてあげましょう。お湯の感触が好きなら、そっとお湯をかけてあげます。子どもが気持ちよさそうにこちらを見たら続けてあげましょう。

## 3 タオルを使って「いないいないばあ」

子どもが怖がったり、息苦しくなったりしないように、子どもの顔を隠すときは、タオルはすばやく外すようにしましょう。

ルーティンを楽しく

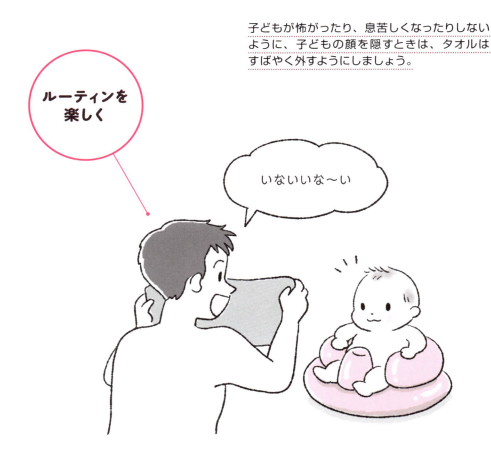

いないいな〜い

乾いたタオルで顔を隠してから、子どもに体を近づけて、ゆっくりとタオルを外しながら、「いないいないばあ」と言って顔を出してみせます。もし、子どもが怖がらないなら、子どもの顔をタオルで隠して「いないいないばあ」をやってみましょう。タオルを外すときに、こちらは満面の笑みや舌を出した顔、ちょっと変な顔をつくって見せるときっと喜ぶでしょう。

## 4　食品トレイのお魚をつかまえよう

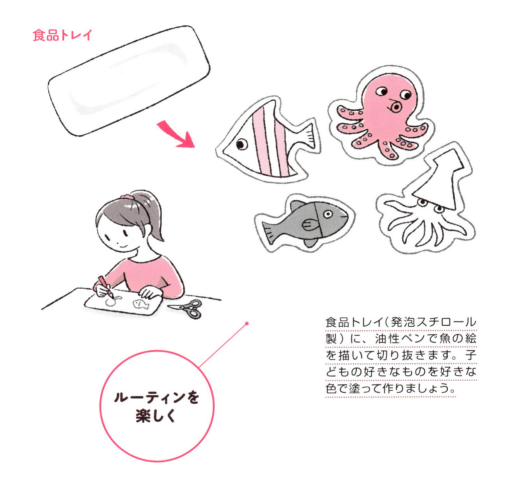

食品トレイ

食品トレイ（発泡スチロール製）に、油性ペンで魚の絵を描いて切り抜きます。子どもの好きなものを好きな色で塗って作りましょう。

ルーティンを楽しく

食品トレイに油性ペンで魚やカエル、アヒルなどの絵を描き、**切り抜いて浴槽に浮かべ、つかまえて遊んでみましょう**。発泡スチロール製の食品トレイは、濡らすと浴室の壁や浴槽の側面に貼り付く性質があるため、壁に貼って遊ぶこともできます。

2章　乳児のためのペアレンティング

## 5　「お風呂上がりの歌」を歌う

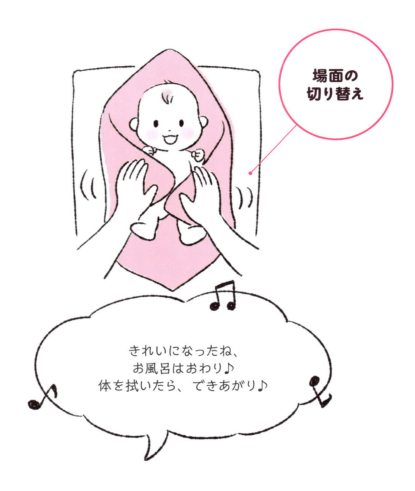

場面の切り替え

きれいになったね、
お風呂はおわり♪
体を拭いたら、できあがり♪

お風呂上がりにタオルで体の水気をやさしく拭き取りながら、「お風呂上がりの歌」を歌いましょう。即興の歌でも、何かの曲の替え歌でもかまいません。場面ごとに歌を歌うと、楽しいだけではなく「これから○○するんだな」と、場面の切り替えが自然に予測できるのでスムーズになります。

## 生活場面でのかかわり 0〜12か月

# 4 お出かけ場面

買い物や散歩に連れ出すときは、道中の景色を一緒に眺めながら、いろいろなことばをかけましょう。屋外の新鮮な空気や風を感じることも良い刺激になります。

### 1 買い物の「お手伝い」をしてもらおう

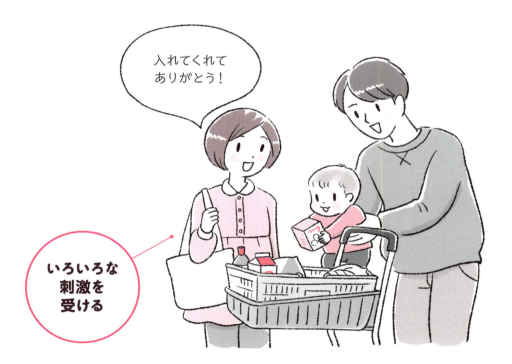

入れてくれてありがとう！

いろいろな刺激を受ける

子どもを連れて買い物に行ったときなどに、お手伝いをしてもらいましょう。本当のお手伝いである必要はありません。買い物で商品をカゴに入れる動作に子どもをうまくかかわらせ、お手伝いをしてもらったことにします。それを「ありがとう」と言ってほめます。

2章 乳児のためのペアレンティング

## 2　おしゃべりしながらお散歩する

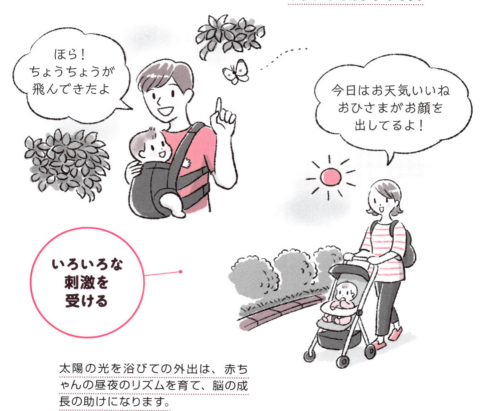

前抱っこは子どもと目を合わせやすいのでおすすめです。

ほら！ちょうちょうが飛んできたよ

今日はお天気いいね　おひさまがお顔を出してるよ！

いろいろな刺激を受ける

太陽の光を浴びての外出は、赤ちゃんの昼夜のリズムを育て、脳の成長の助けになります。

日ごろから、家の近くを短時間散歩しましょう。抱っこをいやがらないなら抱っこで、抱っこが好きではないならベビーカーに乗せて出かけます。近くの公園に行ったり、近所をひとまわりしたりしながら、道中、子どもの顔を見て頻繁に話しかけるのを忘れないでください。景色を眺めながら見つけたものや、すれ違った散歩中の犬などに目を向けて、いろいろなことばかけをしましょう。

| 生活場面での
かかわり
0〜12か月 |
|---|

# 5　遊び場面

子どもの「お気に入り」の遊びや活動を見つけて、それらを通して子どもに「うれしい、楽しい」経験を味わってもらいましょう。

## 1　子どもの「お気に入り」を見つけよう①

**ベビーダンス**
赤ちゃんを抱っこしたまま、音楽に合わせてダンスをする

**動物の鳴きまね**
いろいろな動物の鳴き声をまねて聞かせる

お気に入りを見つける

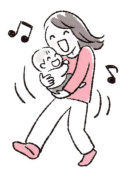
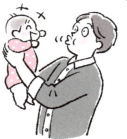

**変顔（おもしろい顔）**
変顔やびっくりした顔、おもしろい顔などをしてみせる

親が「子どもはこういうことを喜ぶだろう」と想像することと、子どもが本当に好きなことは一致しないこともあります。ほかの子どもが喜ぶことでも、その子が喜ぶとは限りません。子どもがいやがることは無理にさせないようにしましょう。

日常、子どもをよく観察しながら、親が何をするときに笑顔が見られたり、あるいは真剣な表情でじっと見ていたりするかを探りましょう。ぐずったときに「お気に入り」をしてあげると、そちらに注意が向かい、機嫌を直すことができるかもしれません。ぐずったときの「気晴らし」として活用できる可能性が高いので、子どもの「お気に入り」をいくつか把握しておくことは有効です。

## 2 子どもの「お気に入り」を見つけよう②

### 布絵本
いろいろな形や色、感触が、見たり触ったりして楽しめる

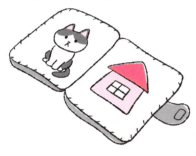

### 布つみ木
ふわふわの感触で握りやすく、積みあげたり並べたりして遊べる

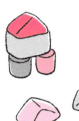

**興味を広げる**

### 音の鳴るおもちゃ
揺らしたり、ボタンを押したりすることで、音を鳴らすことができる。子ども自身が行動と結果をセットで楽しむことができる

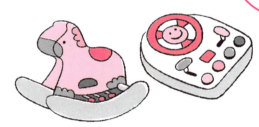

### 日用品
キッチン用品（プラコップや小さめのボウルなど）、身近なものでもOK。口に入れても安全な角のないものを選ぶ

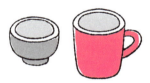

いろいろな感触が楽しめるおもちゃなどを用意しておくと、新しく経験する感触や感覚から、外の世界への興味が広がるでしょう。月齢が変わると好みも変わります。いつまでも同じおもちゃが好きとは限りませんから、日々子どもを観察しながら、子どもの最新の「お気に入り」は何かをキャッチしておくことが重要です。「お気に入り」に夢中で親とのかかわりに関心が向かない場合も、子どものそばで子どもをじゃましないよう声をかけたり、目を合わせたりしてください。

## 3 いろいろなかくれんぼ

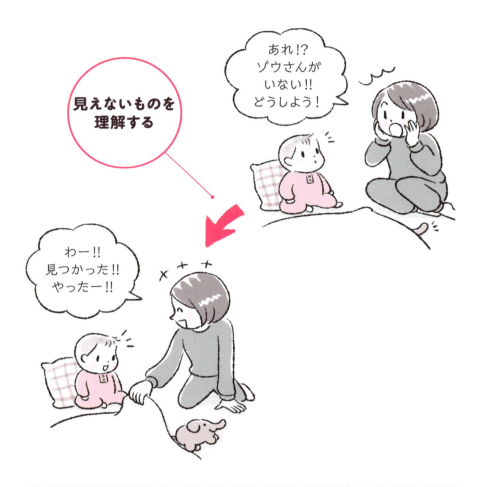

6か月を過ぎると少しずつ「かくれんぼ」したものがそこにあるということを理解し始めます。身の回りのいろいろなものを使って「いないいないばあ」や「かくれんぼ」をやってみましょう。ぬいぐるみや人形を隠したり、親が隠れたりと、いろいろなバリエーションを試してください。おもしろがるようなら、演出も加えてさらにおもしろくしてみましょう。子どもが見つけられるよう、手助けしてもよいでしょう。見つけた瞬間は、「やったー！　見つかったー！」と大喜びしてみましょう。

## 4　ぬいぐるみがくすぐりに行くよ

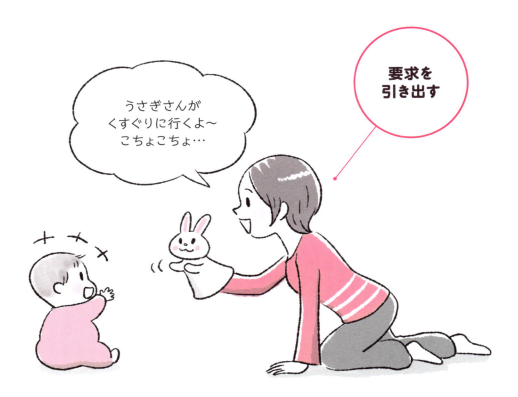

動物のぬいぐるみかパペットをいくつか用意します。子どもを部屋の片側に寝かせるか座らせるかして、部屋の反対側から、どれか一つのぬいぐるみを持って、「○○ちゃんをこちょこちょしに行くよ〜」と言います。動物が犬なら「ワンワン！」と吠えるまねをしながら子どものほうに近づいていき、子どもの足や手、首元などにたどり着いたら「こちょこちょこちょ〜」と言いながら、子どもをくすぐりましょう。カエルのぬいぐるみなら「ケロケロ！」と鳴きながら、ぴょんぴょん跳ねて行きます。いろいろな動物の鳴き声や動きをまねしながら、くすぐりに行きましょう。待機する時間が、楽しみのアクセントです。

## 5 鏡の中で遊ぼう

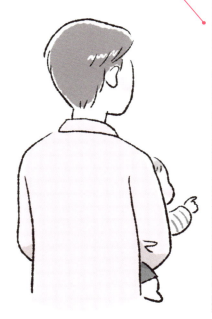
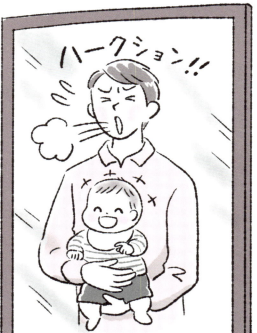

アイコンタクトを増やす

子どもを抱っこして、鏡の前に行きます。アイコンタクトが少ない子どもも、鏡の中の自分の姿に興味をもつことがありますので、ぜひ試してください。鏡の中の子ども自身に注目していたら、そばに近づけて、「動物の鳴きまね」をしたり、「変顔」をしたり、「くしゃみやしゃっくりの出るまね」をしたりしましょう。そのようすをおもしろがって、鏡の中の子どもと目が合ったら、思いっきりリアクションしてみてください。

**アイデアのヒント**

### 小道具を使った鏡遊びのバリエーション

鏡の中の子どもの姿が自分自身だという認識はまだ薄い段階です。そーっと子どものほっぺたやおでこにシールを貼ってみましょう。帽子を被せてもよいでしょう。もし、子どもが自分でシールを剥がしたり、帽子を脱いだら、鏡の中の姿が自分であることへの気付きが芽生えています。

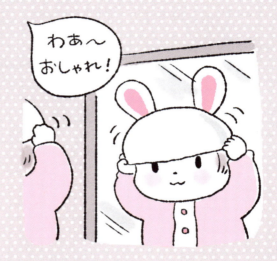

### ぬいぐるみなどでのくすぐり遊びは、くすぐる前に「一時停止」する

子どもはくすぐってほしくて、ぬいぐるみが来るのを待ち構えるようになるでしょう。そのときは、くすぐる前に動きを「一時停止」させてみてください。そして、子どもが声を発したり、こちらを見たりして、「早くくすぐって」というサインを送ってきたら、それにこたえてまた動きを活発にしてみましょう。

**注意！** 子どものお気に入りを見つける際は、タブレットなど画面が光り、素早く次から次へと切り替わるものは避けましょう。この月齢では、本来、外のリアルな世界へ向かうべき子どもの注意を、強烈に引きつけてしまうからです。

> 生活場面での
> かかわり
> **0〜12か月**

# 6 就寝場面

質の良い眠りは、脳の発達を促します。ただし、子どもの中には生まれつき睡眠リズムがつくりにくい体質の子もいます。そういう場合には特に、眠りやすくなるためのクールダウンのルーティンづくりは大切です。

## 1 絵本を読み聞かせる

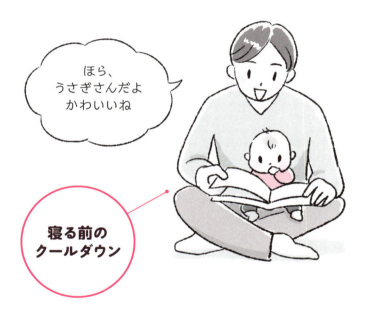

ほら、
うさぎさんだよ
かわいいね

寝る前の
クールダウン

1歳前は、まだ絵本のことばを理解していないものです。それでも寝る前のルーティンとして、お気に入りの絵本の読み聞かせはおすすめです。絵を指さして「うさぎさんだよ」などと一緒に絵を楽しみましょう。この月齢では、お気に入りの絵本を何度もくり返し読んでもらいたがるものです。それも大切な脳の栄養となります。子どもが絵を見たり、手を伸ばしたり、声を発したりしたら、「そうだよ、これうさぎさんだね！」というように、必ずリアクションしましょう。

2章 乳児のためのペアレンティング

## 2　おきまりの「おやすみの歌」を歌う

静かな声で読み聞かせたり、歌を歌ったりしてあげることで、子どもは安心し、リラックスできます。おだやかに眠りに就くための「ルーティン」にしましょう。

**寝る前のクールダウン**

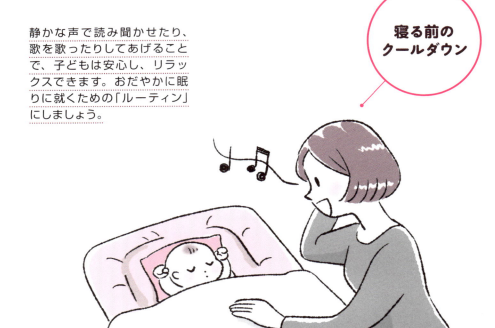

絵本の読み聞かせのあとは、部屋を暗くして、子守歌を歌いましょう。やさしい小さな声で、ゆっくりとしたリズムで、シンプルなメロディの曲を歌います。定番の子守歌でも子どもの好きな歌でもよいでしょう。

# 3章

## 実践2

# 幼児のための
# ペアレンティング

月齢(年齢)はあくまで「めやす」です。ここで紹介したかかわり方が、より年長の子どもに適している場合もあります。子どもの年齢にかかわらず、いろいろなかかわり方を試して反応を見ながら、その子に合った(喜んだり、関心をもったりする)方法を採用してください。

生活場面での
かかわり
1〜4歳ごろ

# 1 食事場面

楽しい食事場面は、要求するともっと食べられる！　好きなほうを選ぶともっともらえる！　ということを学ぶ良い機会です。何らかの方法で要求を伝えてくれたら、すぐに次のひとくちをあげましょう。

## 1 要求を伝えるタイミングをつくる

あまりじらしすぎて、おなかを空かせている子どもがご機嫌ナナメになってしまうといけませんので、一度の食事でこうしたことは1、2回で十分です。

要求を引き出す

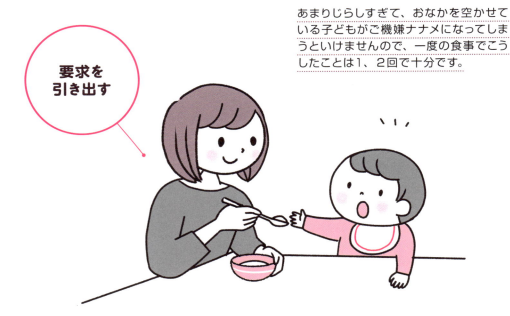

子どもの口にスプーンで食べさせているとき、いつもでなくてかまわないのですが、口に入れる前に一瞬動作を止めて待って、子どもがどんな反応をするか見てください。声を出したり、手を伸ばしたり、催促するようすが見られたら、口に運んであげましょう。

## 2　「もっと」の要求を引き出す

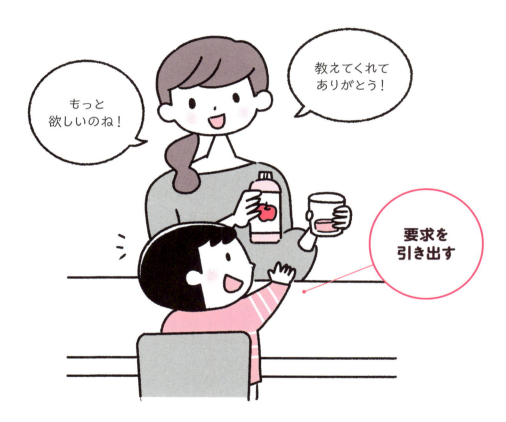

子どもの好きな飲み物をあえて少量だけカップに注ぎ、子どもから「もっと欲しい」という要求を引き出してみましょう。声を発したり、空のカップを差し出したり、手や指などでジュースを欲しいような仕草をしたら、それがはっきりした仕草ではなかったとしても「これがおいしかったのね、もっと欲しいのね」と、すぐにおかわりを出してあげましょう。そして、「"欲しい"って教えてくれたね。ありがとう！」と、ニッコリ笑いながらほめましょう。

## 3　ぬいぐるみを使った「ふり遊び」

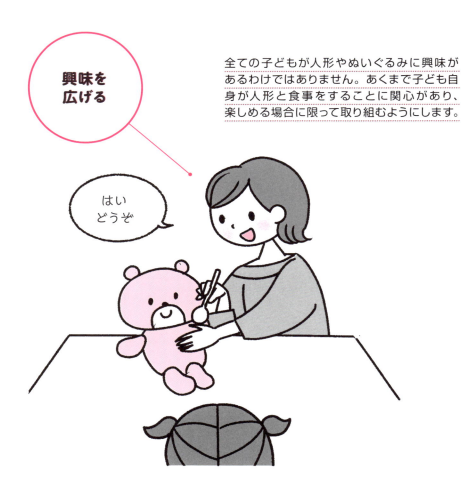

全ての子どもが人形やぬいぐるみに興味があるわけではありません。あくまで子ども自身が人形と食事をすることに関心があり、楽しめる場合に限って取り組むようにします。

自分でスプーンを使って食事ができるようになることも、この時期の目標になります。スプーンを使って食べることに興味をもたせるために、子どものお気に入りの人形やぬいぐるみが助けになるかもしれません。ぬいぐるみの口元におもちゃのスプーンを運んで食べさせるまね（ふり）をしてみせましょう。子どもが「食べさせる」ことに興味をもったら、「ママにもちょーだい」と口を大きく開けてみてください。もし、おもちゃのスプーンを運んでくれたら「ありがとう！　うれしい！」と喜んでみせてあげましょう。

## ここがポイント！

### スプーンや食べ物を目の近くまで持っていき目を合わせるチャンスをつくる

目をなかなか合わせない子どもの場合は、意図的に親のほうを見るような"仕掛け"を考えましょう。食べ物をのせたスプーンを子どもの口に運ぶ前に、自分の目の近くに持ってきて、食べ物を目で追った子どもが親とアイコンタクトをとりやすくするのです。目が合ったら、「目が合ったねー！」とおおげさに喜んでから、スプーンを子どもの口に運びます。

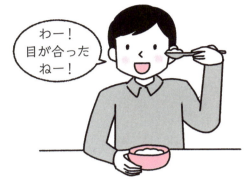

### 偏食の子どもは何が苦手かを確かめる

AS特性が強い子どもは、感覚のなかでも嗅覚、味覚、触覚などが過剰に敏感なことがあるために、食べられるものが少ないということがよくあります。感覚過敏が原因で偏食となっている場合、なんでも食べられるように無理に食べさせることは逆効果となります。がまんして克服できるものではないのです。その子の苦手な感覚が、特定の匂いなのか、味なのか、食感なのか、見た目なのかがわかれば、苦手な感覚を変える調理法や盛りつけ方など工夫のヒントがつかめるでしょう。

### 「ジュース？　それとも牛乳？」要求にことばを足してあげよう

どちらが欲しいかを選んでくれるか、数秒ほど待ってみましょう。このとき、あまり長くはじらさないようにします。欲しいほうを見たり、手を伸ばしたりする素振りだけでも十分です。指さしや「ジュ」（ジュースの意味）などの声で教えてくれるなら、「りんごジュース飲みたいのね」などと、ことばを足しながらカップに注いであげましょう。

生活場面での
かかわり

**1〜4歳ごろ**

# 2 おむつ替え・着替え場面

着替えという生活動作を習得するとともに、1日何度もある場面が楽しみになるような演出をして、親とかかわり、コミュニケーションをとる機会となるようにしましょう。

## 1 「着替えの歌」を歌う

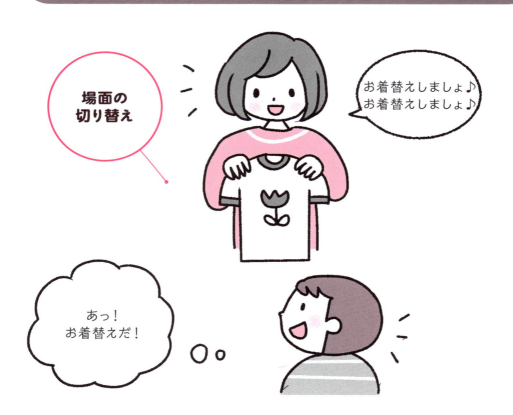

着替えを始めるとき、「着替えの歌」を歌います。歌がはじまったら、着替えを始める合図ということに、子どもが気付けるようなら、どんなメロディーでもOKです。子どもが歌に反応してこっちを見たら、「お着替えってわかったのね！すごいね！」と着替えを始めましょう。

## 2 おむつや脱いだ服に「バイバイ」する

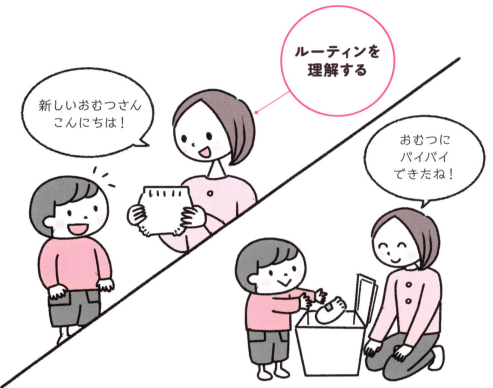

着替えというルーティンにもはじまりとおわりがあるということを理解できるようになるのが目標です。

おむつ替えのときに、新しいおむつを持ってきて、おむつに「こんにちは！」とあいさつしましょう。おむつ替えが終わったあと、汚れた古いおむつは「バイバイ！」と言って、おむつペールに捨てます。そのようすを子どもがおもしろがってくれたら、一緒にやってみましょう。子どもが古いおむつを手に持って、おむつペールに捨てられたら、「おむつにバイバイできたね。すごいね！」と言ってほめましょう。子どもがおもしろがってくれるようなら、ほかの服やおもちゃ、そして親やそのほかの人にもあいさつするよう促してみましょう。

## 3 着たい服を自分で選ばせる

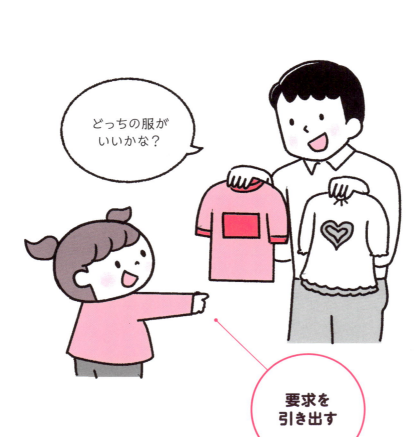

親が決めた服を一方的に着せるのではなく、服を2着子どもに見せて、どちらがよいか選ばせましょう。ことばや指さし、手などで指示できれば、また、視線を向けるようすがあれば、その服を着せてあげ、「かわいいー！」「かっこいいねー！」などとほめてあげます。「好きなほうを選べる」という経験を積ませましょう。子どもに選ばせる機会を提供することで、親に要求を出せるようにします。

## 4　人形を使って「着せ替えごっこ」をする

人形に関心のない子どももいます。本人が人形を使った遊びを気に入っているかどうか観察し、気乗りしていないようであれば、無理強いはしません。

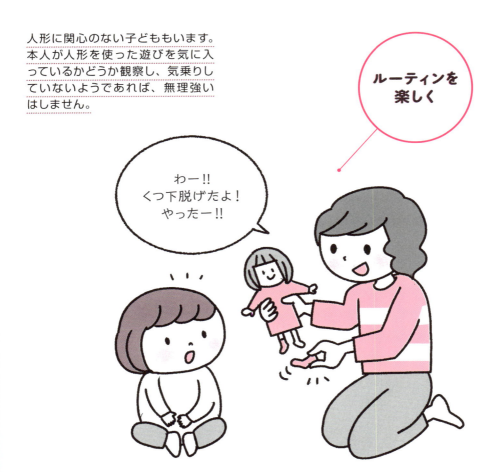

ルーティンを楽しく

わー!!
くつ下脱げたよ!
やったー!!

子どもを着替えさせる前（またはあと）に、子どもが見ているところで、お気に入りの人形やぬいぐるみの服を脱がせたり、くつ下を脱がせたりしましょう。たとえば、人形のくつ下を脱がせながら「わー、脱げたー!　やったー!」と人形に言わせましょう。もし、子どもが自分から人形を着替えさせようとしたら、適度に手を添えて手伝いながら、「すごーい!　お人形のお着替えもできたね!」と着替えを楽しみましょう。

3章　幼児のためのペアレンティング

## ここがポイント！

### 一瞬の静けさをつくって子どもの反応を引き出す

歌いながらの着替えで子どもが大喜びしているようなら、途中でいったん歌うのをやめて、じっとしてどんな反応をするのか見てみましょう。「なぜやめたの？」「もっと歌って」という思いで、親のほうに視線を送ってくるかもしれません。そうしたら、すぐに続きを歌いながら着替えを再開します。歌や動きを止めて静けさをつくることで、子どもから「もっと」のサインを引き出すのがポイントです。

---

### 選んだ服をことばで表現してあげる

着たい服を子どもが選んだら、声に出して解説しましょう。たとえば、服の色や形を具体的に表現します。親がことばで表現することで、ことばの理解を促すことが期待できます。

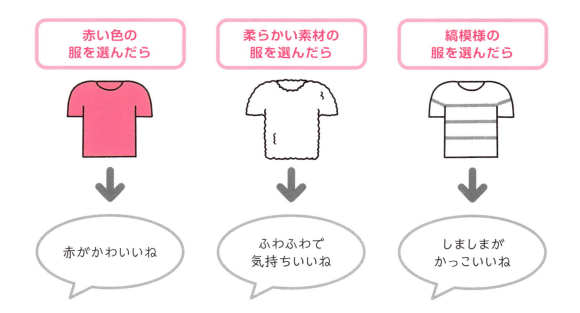

## 生活場面でのかかわり 1〜4歳ごろ

# 3 入浴場面

お風呂時間でできるさまざまな遊びを通して、学ぶ機会を提供しましょう。一人で遊ぶよりも、家族とのやりとりがもっと楽しいと感じられるよう遊びを工夫します。

## 1 石けんの泡を体にくっつけて遊ぶ

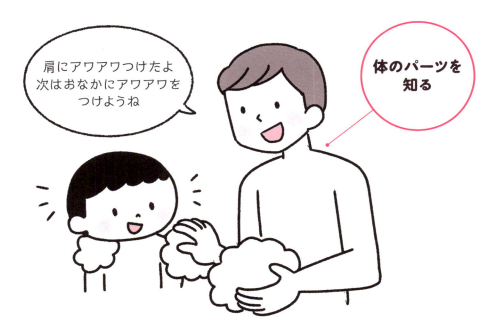

体のパーツを知る

肩にアワアワつけたよ 次はおなかにアワアワをつけようね

子どもの体に石けんの泡をつけながら、「おなかに泡をつけたよ」、「おててに泡がついたね」、「〇〇ちゃんのあんよがアワアワだね」というように、話しかけましょう。気に入っているようならいったんお湯をかけて流してしまいましょう。もっとしてほしそうなら、「あんよ？ おなか？」とリクエストさせても楽しいでしょう。「おなか」「おてて」「あんよ」などの体のパーツを理解する手助けとなるかもしれません。ただし、覚えさせることが目的でないということを忘れないでください。

## 2　人形を使った「ふり遊び」

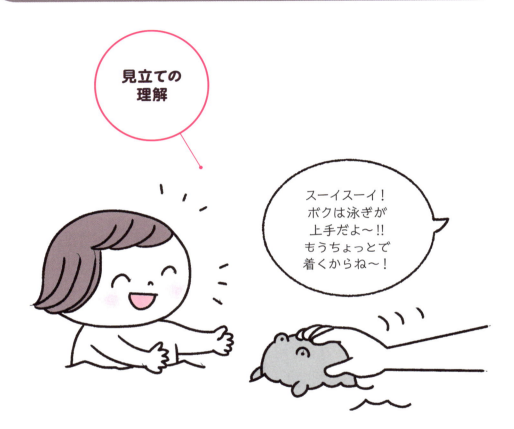

浴槽に浸かりながら楽しめる、人形や動物などのおもちゃを使った遊びです。子どもが見ているところで、何種類かの人形や動物を浴槽の縁に並べ、一つずつ湯の中にダイブさせます。たとえば、「カエルさん、飛び込みました」「カエルさん、スーイ、スーイ…」などとナレーションしながら、子どものところまで泳がせてみます。子どもがおもしろがったら、別の人形やおもちゃも同じようにダイブさせて泳がせましょう。

## 3 「お風呂上がりの歌」を歌う

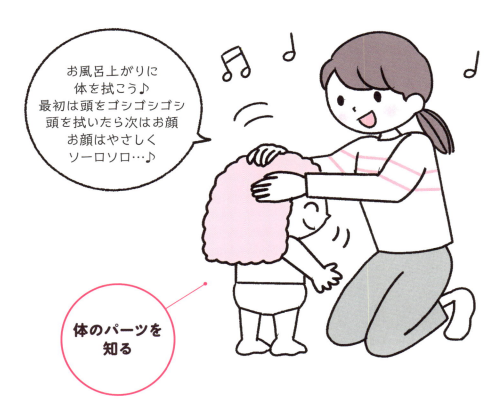

お風呂上がりに
体を拭こう♪
最初は頭をゴシゴシゴシ
頭を拭いたら次はお顔
お顔はやさしく
ソーロソロ…♪

体のパーツを知る

子どもがお風呂から上がったら、子どものお気に入りのタオルで全身をていねいに拭いてあげます。そのときに、「お風呂上がりの歌」を歌ってあげましょう。「♪頭を拭いたら、次は顔、顔を拭いたら次は肩、肩を拭いたら次は腕…♪」というように、体のパーツを言いながら、実況するように歌うとよいでしょう。

3章 幼児のためのペアレンティング

## ここがポイント！

### 泡をつけ合い「交互に」を理解する

泡を体につける遊びに子どもが興味を示したら、「パパの体にもアワアワをつけて」というふうに、お願いしてみましょう。もし、泡をつけてくれたら、「わー！ おなかにアワアワつけてくれたんだね。ありがとう！」と喜んでみせましょう。子ども→パパ→子ども→パパというように、泡をつけ合いっこすると「交互に」というやりとりのルールを理解する手始めとなっていくでしょう。

---

### 泳いできた人形の頭を洗う

人形や動物のおもちゃをお風呂の中にダイブさせ、泳いで子どものところまでたどり着いたあと、一緒に浴槽から出て、人形の頭を洗ってあげる「ふり遊び」をするのもよいでしょう。「上手に洗えているね！」という声かけも忘れないでください。

---

### MEMO  肌触りのよいタオルや肌着を選ぶ

子どもに感覚過敏がある場合、人に体を触られることが苦手なので、触られたくない特定のパーツはあるのか、特定のタオルや肌着など、苦手な肌触りはないかなど、配慮する必要があります。苦手なこと、ものがわかれば、子どもの好みやこだわりに寄り添うようにします。

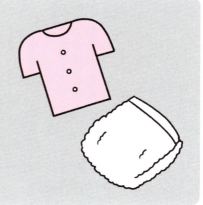

| 生活場面での かかわり 1〜4歳ごろ |
|---|

# 4 お手伝い場面

親が日常的に行う家事は、模倣やふり遊びの格好の材料となります。どんな小さなことでもできることが増え、ほめてもらえるのは、子どもの意欲を引き出します。

## 1 洗濯物を手渡してもらう

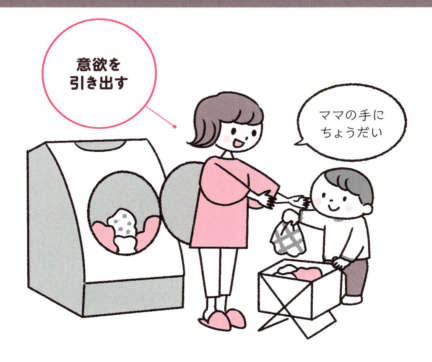

洗濯機に洗濯物を入れるときに、子どもに衣類を1枚だけでよいので持たせて、「ちょうだい」と言って手渡してもらいましょう。洗濯物を持っている子どもの手をやさしく触って、「ママの手にちょうだい」と言いながら、空いているほうの手で受け取るところから始めてください。もしも自発的に手渡してくれたら、「すごーい！　ありがとう！」と、大いにほめてあげましょう。1枚上手に手渡すことができたら、2枚目に挑戦してもよいでしょう。

3章　幼児のためのペアレンティング

## 2 「お片づけの歌」を歌いながら片づける

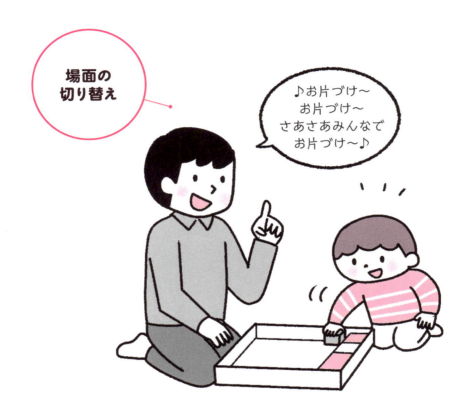

楽しい遊びをやめて片づけに移るのは簡単なことではありません。こうした場面の切り替えこそ工夫のしどころです。片づけを始めるときには、必ず「お片づけの歌」を歌うことで、切り替えやすくなる子どももいます。もし、保育園などで歌っている歌があればそれと同じ歌にすると、子どもが「お片づけの時間だ」とわかりやすいでしょう。もちろん、子どもに完璧な片づけは要求しません。床に転がっているつみ木を一つ拾うよう促し（自分で拾えなければ親が拾って手渡す）、そのつみ木を箱に入れるよう導きます。箱のなかに入れられたら、「すごいね！　お片づけできたね！」と言って大いにほめましょう。

## 3　おやつの前にテーブルを拭く

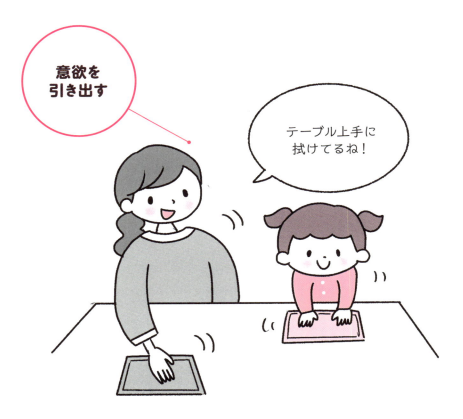

おやつを食べる前に、テーブルを拭くのを子どもにも手伝ってもらいましょう。子どもに、少し湿らせたキッチンタオルを折りたたんで手渡し、「テーブルきれいにするのを手伝って」とお願いします。子ども一人では上手にまねできないときは、子どもの手にそっと手を添えてやさしくサポートし、子どもがテーブルを拭く動作を少しでもしてみせたら、「上手ね！　ありがとう！」とほめます。そして、「きれいなテーブルの上で食べるとおいしいよ！」と言って、テーブルの上に子どもの好きなおやつを用意しましょう。

## ここがポイント！

### ことばでの実況中継

「くつした」「パンツ」「ママの」「パパの」など、子どもが手に取った洗濯物に名前をつけて呼びながら受け取ってみましょう。それぞれに名前があることに意識を向けるようになるかもしれません。

## アイデアのヒント

### パズルのようにパーツを当てはめながらしまう おもちゃも活用できる

つみ木のどのパーツをどこにしまえば箱にうまくおさまるのか、パズル遊びをしながら片づけができるしかけになっているものもあります。パズルが好きな子には、こうしたおもちゃを用意するのもおすすめです。

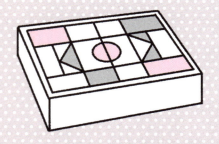
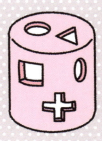

| 生活場面での かかわり 1〜4歳ごろ | # 5　お出かけ場面 |

お出かけを子どもにも家族にも楽しい時間とするためには、お出かけ前の取り組みがとても大切です。家庭での生活では経験できない新しい出会いに向けて、さまざまな準備にチャレンジしましょう。

## 1　「バイバイ」と手を振る動作をする

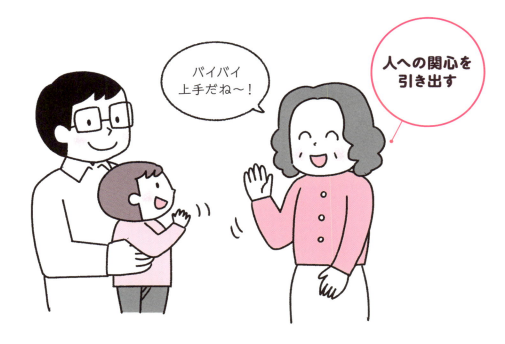

家族のだれかが外出するときや、休日に祖父母の家に行ったときなどに、「バイバイ」と手を振る動作をしてみせましょう。子どもが目を合わせなかったり、手を振ろうとしなかったりするときは、子どもの目の前まで近づいてもらい、「○○ちゃん、バイバ〜イ」と言いながらそっと手を添えて、やさしく手を振る動作を促してみます。子どもが「バイバイ」するたびに「すごいね、上手にバイバイできたね！」と言って大いにほめましょう。

3章　幼児のためのペアレンティング

## 2　お出かけのスケジュールを見せる

「スケジュール」→114ページ参照

ことばで先の見通しをもちにくいこの時期の子どもには、お出かけでどこに行くのか、そのあとどうするのかといった「見通し」のイメージをわかりやすい方法で伝えることが心の準備に役立ちます。

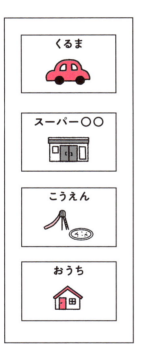

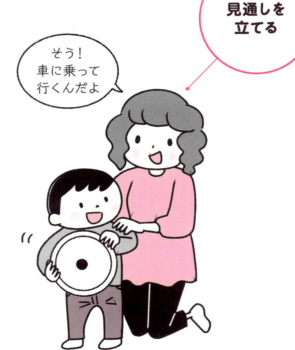

車や自転車、バス、電車などでいつもの園とは違う場所に出かける予定があるときには、写真や絵を使ってわかりやすいスケジュールをつくります。写真や絵をラミネート加工して裏に両面テープをつければ、別の日にも使い回しできます。壁に貼っておき、当日だけではなく前の日から「明日は車に乗ってスーパー〇〇でお買い物するよ」「スーパー〇〇では明日はお菓子を一個だけ買ってあげる(あるいは買わないよ)」「そのあと公園で遊ぶよ」「公園で遊んだあとにおうちに帰るよ」などと、スケジュールを見ながら、一つ一つ、一緒に確認します。

生活場面での
かかわり

**1〜4歳ごろ**

# 6 遊び場面

子どもの発達のためには、質のよい睡眠をとることとあわせ、座って遊ぶ時間をできるだけ減らし、活発に体をうごかす活動の時間をとることが推奨されています。

## 1 座る時間やスクリーンタイムを減らす

WHO（世界保健機関）の最新のガイドライン（2019）では、科学的な裏付けにもとづいて、健やかな子どもの発達のためには、たくさん遊んで、質のよい睡眠をとることの必要性を強調しています。特に、タブレットなどの視聴や、座って遊ぶ時間が長い場合はできるだけその時間を減らして、活発な身体活動の時間をしっかりとることを推奨しています。

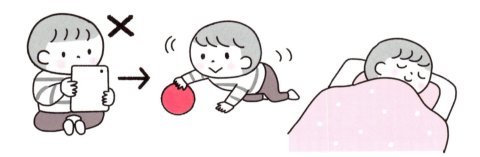

### 〈WHOのガイドライン〉

できたら、1日に少なくとも3時間の身体を使った遊びが望ましい。
- 1歳児には、テレビやビデオ、コンピューターゲーム、タブレットの視聴は推奨されない
- 2〜4歳児には1時間以上のスクリーンタイム（テレビ、ビデオ、コンピューターゲーム、タブレットの視聴時間）は推奨されない

参考：
世界保健機関(2019). Guidelines on physical activity, sedentary behaviour and sleep for children under 5 years of age(5歳未満の子供の身体活動、座位行動、睡眠に関するガイドライン). World Health Organization.
URL https://iris.who.int/handle/10665/311664

3章 幼児のためのペアレンティング

## 2　宝探しゲーム

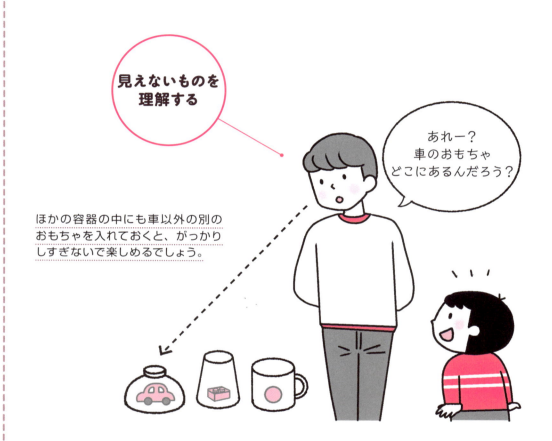

**見えないものを理解する**

あれー？車のおもちゃどこにあるんだろう？

ほかの容器の中にも車以外の別のおもちゃを入れておくと、がっかりしすぎないで楽しめるでしょう。

子どもの好きなおもちゃやおやつを、空っぽの容器をかぶせて隠し、隠した場所を親がアイコンタクトやことばで教えるゲームです。子どものお気に入りの車のおもちゃをボウルのなかに隠して、子どもに「車がなくなっちゃった、ここかな？」と、容器をはずして隠れていた車を見せます。こうした遊びをくり返して、子どもが自分で容器のほうに手を伸ばしたら、「すごいね！　よくわかったね！」と言ってほめます。

## 3 　室内のボール遊び

**人への関心を引き出す**

子どもの後ろにサポーター役の大人がいてくれるとやりやすいでしょう。後ろから子どもの手にそっと手を添えて、ボールを転がし返す手伝いをしてもらいましょう。

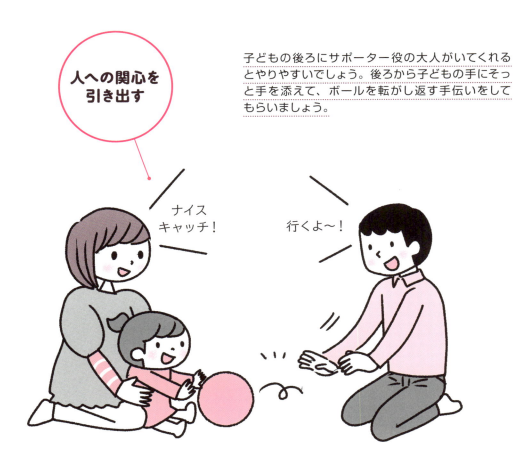

室内で遊べるボール遊びです。柔らかいボールまたは風船を使いましょう。子どもと向かい合って床に座ります。「ボールが行くよ」と声をかけて、子どもと目があったタイミングでボールをゆっくり転がしましょう。最初は、向かい合う親と子どもの距離を離さず、すぐ近くでボールのやりとりをします。転がってきたボールを子どもが手で触って止めたら、「ナイスキャッチ！」とオーバーにほめます。

## 4 ブロック遊び

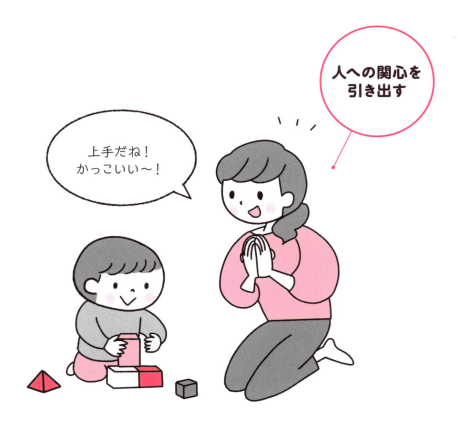

この時期、ブロックやつみ木を積むことが楽しくなるかもしれません。高く積めるよう、手伝ってあげると喜ぶ子どももいれば、自分の好きなように積みたくて、親の手伝いをいやがる子どももいます。そうであっても子どものすぐそばで遊びをじゃませず、寄り添って見守ってみてください。静かに「上手だね」「かっこいい」などの合いの手を入れながら、やさしく見てくれるだけで、子どもとの絆が深まることは間違いありません。

## ここがポイント!

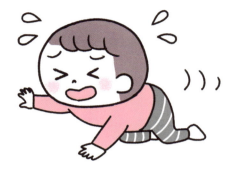

### 「対象の永続性」

一般に、生後8か月ごろになると、物や人が目の前から見えなくなっても、なくならずに存在するということを理解するようになります。これを「対象の永続性」といいます。この時期に、後追い(親の姿が見えなくなると、泣いたり声を出して呼んだりしながら家の中を探す行動)が出てくるのはそのためです。1歳を過ぎても後追いがあまり見られない場合、かくれんぼや宝探しゲームなどは、このことの理解に役立ちます。

### 単純な動作もすてきなコミュニケーション

ボールを往復させるだけでも、すてきな親子のコミュニケーションです。ボールを動かすことに子どもが興味を示さないときは、転がすと音が鳴ったり、光ったりするボールを試してみてください。

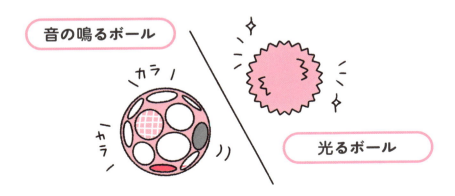

生活場面での
かかわり
**1〜4歳ごろ**

# 7 就寝場面

寝る前のルーティンを決め、毎日同じことをくり返します。決まったプロセスを踏むことで、子どもは安心でき、おだやかな気持ちで眠りに就くことができます。

## 1 お気に入りの子守歌を歌う

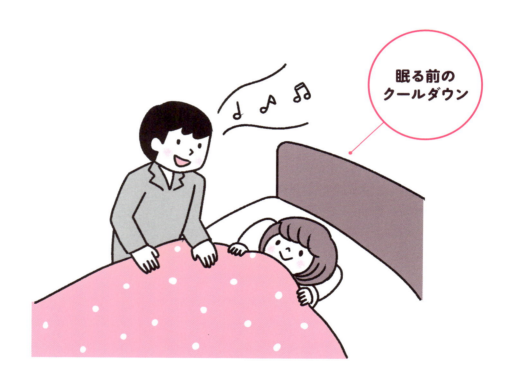

眠る前のクールダウン

1日の振り返りのお話や読み聞かせのあとに、部屋を暗くして、やさしい静かな声で子守歌を歌いましょう。2〜3曲レパートリーをもっておき、歌い始める前に曲名を伝えて、どの曲がよいか子どもに選んでもらいます。

## 2 お気に入りの絵本を読み聞かせる

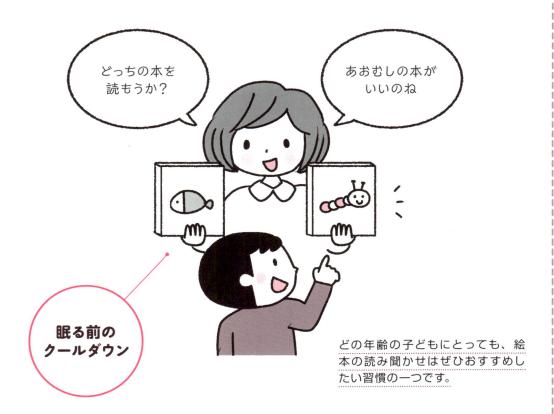

どの年齢の子どもにとっても、絵本の読み聞かせはぜひおすすめしたい習慣の一つです。

お気に入りの絵本があると、その本をくり返し読んでもらうことが好きになるかもしれません。その場合、子どもは頭のなかで展開をわかっているので、読んでいる途中でちょっと止めてみて、子どもがどうするか反応を見てみましょう。自分でなにかことばを言うかもしれませんし、親に早く読んでと催促するかもしれません。それも楽しみを大きくする工夫と言えます。また、絵本を2冊用意し、どちらを読んでほしいか選ばせてもよいでしょう。

## COLUMN

# 「スクリーンタイム」の考え方

　デジタル時代のいま、親もスマホやタブレットなどのデジタル端末を手放せない生活を送っています。乳幼児も、これによって遠くの祖父母とビデオ通話をしたり、珍しいものを見られたりと、デジタル端末は好奇心を満たしてくれる存在です。

　ただ、将来のためにも、この時期の望ましい発達のためにも、「良いつき合い方」が大切です。研究からわかっている「良いつき合い方」は、寝る前は控える、子ども一人では見せずに親子で一緒に使う、時間を制限するなどです。乳幼児は自己管理ができませんので、特に親がこうした留意点を守ってコントロールしてあげることが必要になります。

　もちろん、デジタル機器の使用は悪いことばかりではありません。デジタルと共に育つ時代の人類の脳について、まだ私たちは経験したことがなく、よくわかっていません。ですから、リスクだけではなく、良い点についても研究していかなくてはいけないでしょう。現在、大規模な集団を対象に、スクリーンタイム（デジタル機器の視聴時間）とその後の発達への影響についての研究が多数なされています。現時点では、長時間のスクリーンタイムが発達やコミュニケーションの遅れをもたらすといった因果関係は、明らかになっていないということも知っておいてください。

　発達に問題があったり、育てづらい気質があったりする子どもは、スクリーンタイムが長くなりがちだという傾向はありそうです。そうした、配慮が必要な子どもたちにとって、乳幼児期の長時間のスクリーンタイムが将来どういう影響をもたらすかはまだ明らかではありませんが、一人で長い時間見せるなどの習慣はできるだけ避けて、「良いつき合い方」を意識した子育てをしていくのがよいのではないでしょうか。

# 4章

## 実践3

# 難しい場面の
# ペアレンティング

「難しい場面」とは、子どもが「してほしくない行動」をなかなかやめないために、親や周囲の人が困惑し、強いストレスを感じてしまう状況を指します。この状況で一番助けが必要なのは、子ども自身だということをしっかり心にとどめておきましょう。

# 難しい場面での
# かかわりと理解

子どもの「言うことをきかない」「かんしゃくを起こす」といった行動を、「問題行動」としてやめさせようと注意したり、叱ったりすればするほど、逆効果になることがあります。どんな行動でも、その行動をする子どもなりの理由があります。子ども自身がその理由をことばで説明することはまだできないので、子どもの行動をよく観察し、その行動の本当の意味をくみ取ってあげる必要があります。また、そのような状態のときは、だれよりも子どもが一番困っているということを、理解することが大切です。

## かかわりのポイント

**ポイント 1**　子どもがいま何をすればよいのかわかっていないために「言うことをきけない」場合があります

◆ ことばでの説明の理解が難しいなら、「見てわかる手助け」をしていますか？
　➡ 例：絵や実物を見せるなど

◆ ことばでの説明が理解できるなら、「わかりやすいポジティブなことばかけ」をしていますか？
　➡ 例：✕「走ってはいけません」
　　　　〇「ここに座りなさい」など

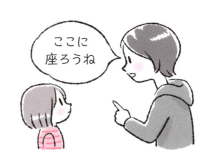

ここに座ろうね

**ポイント 2**　させようとしていることが子どもの発達レベルに合っていない場合もあります

◆ 「できないことをできるようにさせなくては」と思い込んでいませんか？
◆ その子の「性格」に合わない無理をさせていませんか？

### 難しい場面でのかかわり

# 1 食事場面

遊び食べや食事中の立ち歩きでなかなか食事が進まないケースがあります。「やめなさい」と注意して治るものではないので、遊び食べや立ち歩きをせずに食べられる方法を考えるという視点が必要です。

## 遊び食べ　　食事をひとくち分ずつ出す

茶碗のなかのご飯を手でつかんでぐしゃぐしゃにしたり、一度口に入れてからペッと吐き出したりというように、食べ物を使って"感覚遊び"をしてしまう子どもがいます。この場合、「やめなさい」と注意してもなかなかやめてくれません。「やめさせる」という発想は捨てて、子どもが食べ物で遊ばなくなる環境づくりを考えましょう。

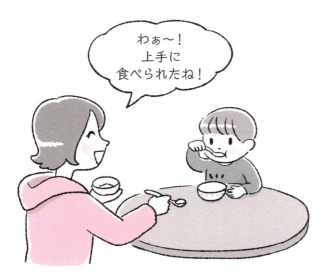

わぁ～！上手に食べられたね！

茶碗や皿にまとまった量の食べ物があると、それで遊びやすくなってしまう。食べ物をひとくち分だけ茶碗や皿に入れ、子どもがそれを食べ終わったら次のひとくち分を茶碗に入れるという方法をとる

### ここがポイント！　ひとくち食べるごとにほめる

この方法の良い点は、子どもがひとくち食べるごとに、「上手に食べられたね」とほめてあげるチャンスがたくさんできることです。逆に、遊び食べをしはじめたら片づけてしまいましょう。全部食べ終わったら、ごほうびにデザートなど子どもの好物を出してあげるとよいでしょう。

| 立ち歩き | 食事時間を短くする |

食事の途中で席を離れ、立ち歩いてしまう子どももいます。「座って食べなさい」とくり返し注意してもあまり効き目はないでしょう。子どもが食事の途中で飽きてしまわない、遊びに注意が向かないような対策をします。まず、食事の時間を短くします。子どもが飽きてしまう前に食事を終わらせるのです。1回の食事量で足りない場合は、食事の回数を増やすことで対応しましょう。

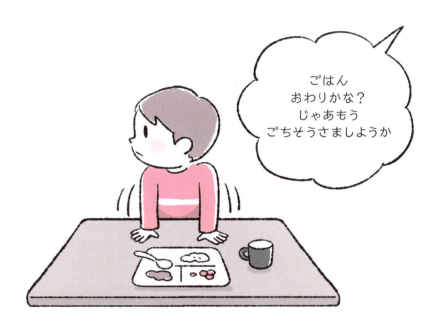

ごはん
おわりかな？
じゃあもう
ごちそうさましようか

### ここがポイント！　気が散らない環境を

食卓から見えるところに、おもちゃや絵本、タブレットなど、遊びたくなるものを置かないようにします。見えない席に座らせる、あるいは食事前に片づけてしまってもよいでしょう。テレビも消して、画面や音が気にならないようにしましょう。できるだけ食事に集中できる環境を整えることが大切です。

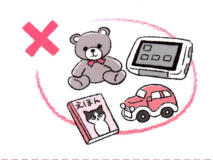

### 難しい場面でのかかわり

# 2 活動の切り替え場面

なかなか活動を切り替えられない場合、見通しをもたせてあげることが解決につながります。苦手な活動は終わったあとに"お楽しみ"を用意して、それを楽しみに取り組ませることが有効です。

## 苦手な活動に取り組む場面　活動のあとに「お楽しみ」を用意する

子どもにとって苦手な活動や負担となる活動への切り替えは、本人も気乗りがしないので、特に難しくなりがちです。負担感を少しでもやわらげるために、活動のあとに、「お楽しみ」をもうけましょう。「お楽しみ」は子どもの好きなものや遊びなどがおすすめですが、短時間ですませられるものにしましょう。どんなかたちであれ、苦手な活動に取り組めたときは、オーバーなくらいほめてあげましょう。

**例** お風呂が嫌いな場合

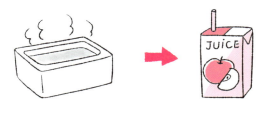
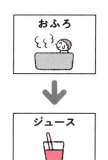

「お風呂から上がったら"お楽しみ"のジュースがあるよ」と伝え、絵カードで見せておくとよい

### アイデアのヒント　買い物の帰りに公園に寄る

親の買い物や用事につきあわせて子どもを連れ出したときは、子どもにとってはどの行き先もがまんしなければいけない退屈なところなので、ぐずりがちです。その場合は、たとえば公園遊びが好きなら、家に帰る前に公園に寄って遊ばせるなどの配慮をしましょう。「買い物が終わったら、公園に行こうね」と前もって伝えておけば、子どもはあとの「お楽しみ」を期待して少しがまんしてくれるかもしれません。

## 見通しを もちやすくする　スケジュールを視覚化する

「スケジュール」→114ページ参照

絵や写真、文字の入ったスケジュールをつくって壁などに貼っておくと、1日の流れがひと目でわかりやすくなります（下図）。最初のうちは、スケジュールを子どもと一緒に見ながら、「お風呂の次は、はみがきだよ」というふうに確認します。スケジュールで確認することに慣れてきたら、そのうち子どもが自分で確認して、流れが頭の中に入っていくでしょう。スムーズに行動を切り替えられたときは、必ずしっかりほめるようにします。

### 朝出かける前

### 帰宅から就寝

年齢が上がるにつれ、活動の種類や量も増えていく。子どもが理解できるようになれば、「週間スケジュール」や「月間スケジュール」などもつくるとよい

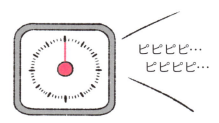

「タイマー」→117ページ参照

残り時間がわかるタイマーも活動の切り替えの準備に役立ちます。たとえば、あらかじめ「アラームが鳴ったらお風呂に入る」ことを伝えておきます。行動の切り替えがスムーズになったら、大いにほめてあげてください。

> 難しい場面での
> かかわり

# 3 お出かけ場面

日々のルーティンであれば安心して取り組める一方、慣れないお出かけや行事に参加することが苦手な子もいます。不安を減らすため、事前に準備しておきます。

お出かけや行事が苦手な子も、事前に入念に準備しておくことで不安が減り、少しずつ参加しやすくなります。ただし、無理に完遂させようとせず、途中で切りあげる決断も必要です。「そんなに大変ならチャレンジしないほうがいい」というふうに考えるのではなく、「途中までできてよかった」と考えることが大切です。できる範囲で少しずつ取り組み、ささやかでも着実な成長を親子で喜び合える気持ちをもってほしいと思います。

## はじめての場所に出かけるとき① 写真や画像で心の準備をする

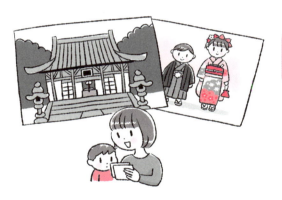

写真や動画を見せながらどんなところか説明する

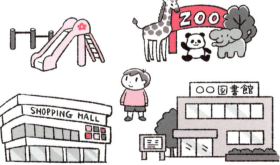

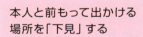

本人と前もって出かける場所を「下見」する

行事やイベントなどではじめての場所に出かけるときは、いきなり現地に行くのではなく、まずはできれば現地の写真や動画などを撮ってきて、あらかじめ子どもにそれを見せて、どんなところか説明し、心の準備をしてもらいます。保育園の遠足などでも、園にそうした対応をとってもらえると、参加しやすくなります。本人を連れて前もって下見をしておくのもよいでしょう。

97

## はじめての場所に出かけるとき②

### 行程表を作成する

**例** はじめておばあちゃんの家に一泊するときの行程

電車に乗るのも、おばあちゃんも大好きだけれど、いつもと違う行動パターンや生活リズムは不安のもとになりえる

いまからどこへ行き何をするのか、写真や絵、文字を使ってあらかじめ一緒にシミュレーションしておく

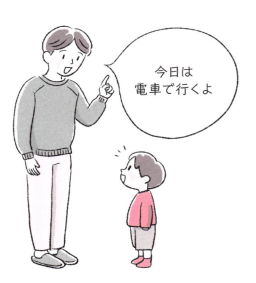

今日は電車で行くよ

### おばあちゃんの家への行程（行き）

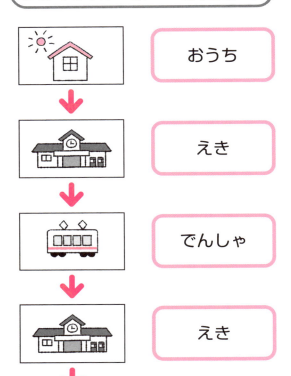

- おうち
- えき
- でんしゃ
- えき
- おばあちゃんのおうち

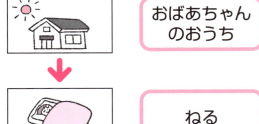

- ねる

お出かけの行程表をあらかじめ作成しておきます。はじめてのことが苦手というのは、はじめてのできごとで不安が強くなったり、情緒が乱れやすかったりしやすいということです。

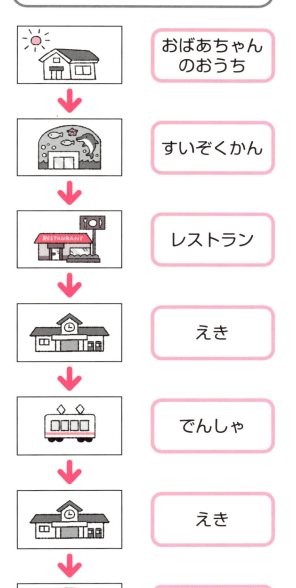

おばあちゃんの家への行程（帰り）

おばあちゃんのおうち → すいぞくかん → レストラン → えき → でんしゃ → えき → おうち

### ここがポイント！

### 「こだわり」はやめさせるのではなく「手放しても安心」と思えるような環境づくりを

基本的に、こだわりは「なくすもの」や「やめさせるもの」ではありません。こだわりはその子どもの「強み」にもなりうるものです。こだわりに日常生活が振り回されない程度であれば、無理に減らそうと焦らなくて大丈夫です。こだわりは不安なときに強くなります。いつもより頑固なときは、不安が強いということだと受け止めてあげてください。行程表を作成することは、何が起きるかわからない先の不安を軽くする効果があります。気持ちが軽くなると、こだわりは少なくなっていくものです。

行程表から見通しをもつことに慣れてきたら、途中でアクシデントが起きた場合の別のパターンなども用意すると柔軟に対応する助けになる

4章 難しい場面のペアレンティング

> 難しい場面での
> かかわり

# 4 排泄場面

不安や感覚過敏、こだわりが強い子であれば、おむつからトイレでの排泄がスムーズにいかない場合があります。親が焦って、早くおむつを外そうと無理強いしないように気をつけます。

## トイレ嫌いの子どもに　　排泄の自立を気長に見守る

トイレ嫌いの原因は「トイレが怖い」「個室に入るのが不安」「ポッチャンとうんちが水の中に落ちるようすがこわい」「水洗で流れていくうんちを見るのがかなしい」「排泄時の肛門周辺の違和感が苦痛」などと、子どもによってまちまちです。原因は不明ですが、自閉スペクトラム症（ASD）の子どもには、便秘や下痢といった消化器症状のある子が多いのも事実です。緊張すると、余計に排泄がうまくできなくなりやすいので、一歩一歩、その子にとってのハードルを超えられるよう、いろいろ試してみましょう。

### 「スモールステップ」で少しずつできるようになればよいと考える

**例** スモールステップの例

トイレ嫌いの原因は、一人一人異なり、正解はないので、ゆっくり進めていく。やがて、おむつを脱いでトイレで排泄できるようになるので、焦らず、長い目で見守ることが大切

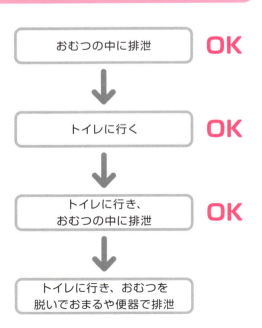

おむつの中に排泄　OK
↓
トイレに行く　OK
↓
トイレに行き、おむつの中に排泄　OK
↓
トイレに行き、おむつを脱いでおまるや便器で排泄

**難しい場面での
かかわり**

# 5 かんしゃく場面

子どもによって、かんしゃくの理由はまちまちです。どのような状況で起こしやすいのか、周りの対応も含め、状況を整理していくことが大切です。

## 対応の基本的な考え方

かんしゃくも、単なる問題行動や症状ではありません。子どもにとって何らかの理由があるはずです。理由は子どもによってまちまちですから、わが子がどのような状況でかんしゃくを起こしやすいのか、起こす前から、起こしたあとの状況も含め（その子だけでなく、周りの対応も）、ふりかえって整理してみましょう。起こってしまったかんしゃくに対しては、静かに見守りながら、ほかのことに気をそらせつつ落ち着くのを待ちましょう。かんしゃくがおさまりかけたら、「フーッフーッ」と深呼吸してみせたり、ハグしてあげたりしましょう。

## かんしゃくとは？

➡ 「かんしゃく」とは、「ネガティブな感情が爆発してしまう状態」のこと

- 大声で泣き叫ぶ
- 「キー」「キャー」などの金切り声をあげる
- 手足をばたつかせたり、足を踏みならしたり、床を転げまわったりする
- 物を投げたり、壊したりする
- 人を噛んだり、叩いたりする
- 自分の頭を床や壁にぶつけたり、叩いたりする

## かんしゃくのきっかけになりやすい要因

- やりたいことが、思うようにできない
- やりたいことを止められた
- 自分の気持ちをわかってもらえない
- 自分が思ったのと違う状況が起きた
- 感覚過敏などによる不快や苦痛、疲労、空腹などの身体的なストレス

**4章**

**難しい場面のペアレンティング**

## かんしゃくを予防する

### なぜかんしゃくを起こしたか、子どもの立場になって理解する

子どものかんしゃくの理由を知るために、日ごろからかんしゃくが起こるたびに記録（時間帯、場所、かんしゃくが起こる前の状況、周りにいた人など）をとっておけば、振り返ったとき何か気付くかもしれません。また、だれかに相談するときも、単に「かんしゃくを起こす」というよりも伝わりやすく、ずっと具体的なアドバイスをもらいやすくなります。

日時・場所

状況

場所

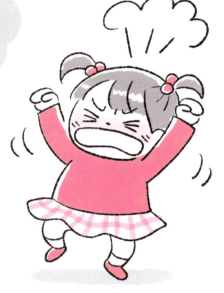

### かんしゃくの記録の例

❶ 起こった日時・場所
❷ 周りにいた人
❸ 起こる前の状況（いつもと違うバスに乗った、お迎えがいつものママと違ってパパだったなど）
❹ かんしゃくが続いた時間
❺ かんしゃくの間、親は何をしたか、周囲の反応はどうだったか
❻ かんしゃくがおさまったあと、親はどう行動したか、周囲はどう反応したか

| かんしゃくが起きてしまったら | おもちゃなどで気持ちをそらす |

「感覚おもちゃ」→116ページ参照

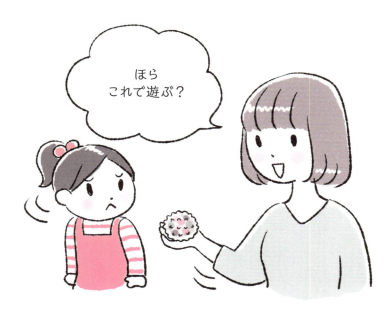

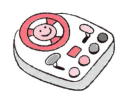

好きなおもちゃ

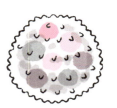

感覚おもちゃ

必ずいつも成功するとは限りませんが、かんしゃくを起こしそうになったときに、子どもの好きなおもちゃや感覚おもちゃなど、ほかのことに注意を引きつけることで、気持ちの切り替えが成功するかもしれません。それでも切り替えが難しいなら、爆発のピークが過ぎるのを静かに待つしかありません。通常、ピークはそっとしておけば長く続きません。ピークがおさまりかけたときに、好きなおもちゃや感覚おもちゃが注意をそらすのに役立つこともあります。

4章 難しい場面のペアレンティング

## かんしゃくを起こさないために① 「ごほうび」や「トークンエコノミー」を活用する

### 「トークンエコノミー」とは

目標とする行動を増やすための方法です。たとえば、決めておいた行動を1回できるごとにシールを1枚あげて、シールが10枚たまったら、ちょっと遠い公園に遊びに出かけたり、好きなおもちゃを一つ買ってあげたりといった「ごほうび」を用意します。「ごほうび」をはげみに、頑張ろうとする意識を子どもから引き出す有効な方法です。「ごほうび」に、高価なプレゼントは不要です。ささやかなものを気軽に与えながら、何回もくり返し実践することが重要です。

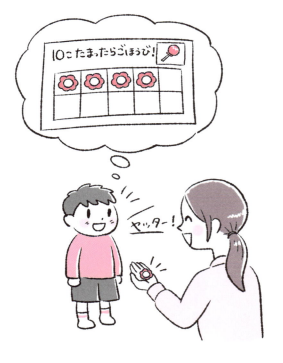

「かんしゃくを起こさなければ」ではなく、「活動に取り組めたら」ごほうびをあげる

**例** 病院の待合室で取り組む「簡単な活動」を決めておく

- ぬり絵をする
- 感覚おもちゃで遊ぶ　など

取り組むことができたらごほうび

「特定の場面でかんしゃくを起こさなければごほうびをあげる」などということではありません。かんしゃくを起こしやすい特定の場面がわかれば、かんしゃくを起こす前にその子が集中できる「簡単な活動」をあらかじめ決めておきましょう。その活動に取り組めたらごほうびをあげるのです。多くの場合、かんしゃくを起こしやすい場面は、することがなさすぎるか、その子には難しすぎることをさせようとしているかのどちらかです。

## かんしゃくを起こさないために② 自分の気持ちを伝えられるように

究極の目標となるのは、どうしようもない気持ちになったときに、かんしゃくを起こすよりも良い方法、つまり、自分の気持ちを伝えて解決をはかることができるということを経験させることです。「がまんできなくなったら、ママに教えてね」というふうに言っておき、かんしゃくを起こす前になんらかのサインを出せたら、「ママに教えてくれたのね、ありがとう」としっかりほめましょう。こうした経験を積み重ねていくうちに、子どもが自分の感情をコントロールし、かんしゃくを抑えられる場面が増えていくでしょう。

### 「いやだ」「やめて」の気持ちを相手に伝えると、助けてもらえるということを教える

**例** 気持ちを表現する方法

ジェスチャー

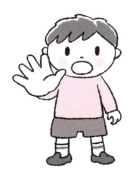

ことば

- いやだ
- やめて
- ストップ

など

### ここがポイント！　かんしゃく以外で気持ちを伝える力を育む

ジェスチャーででもことばででも、何かの方法で気持ちを伝えてくれたら、「いやだったんだね」「教えてくれてありがとう」というふうに共感して寄り添いましょう。ネガティブな気持ちをがまんしないで言ってもいいんだ、叱られないんだとしっかり感じてもらいましょう。だれかに共感してもらえると、気持ちが落ち着くという大切な経験となります。

4章 難しい場面のペアレンティング

COLUMN

# 気持ちを「ラベリング」することば

　ことばの遅れがある子どもは、自分の気持ちをうまく伝えられないため、「イライラ」からかんしゃくを起こしやすいです。そこで、簡単なことばで気持ちをラベリング（名前をつけて説明すること）するのも一つの方法です。

　たとえば、怒っているときは「プンプン」、いらだっているときは「イライラ」、悲しいときは「エーンエーン」というように、気持ちに名前をつけるのです。そうすることによって、自分の気持ちと距離を置くことができるようになり、少し余裕をもてるようになります。

　イライラしているときの行動は叱られることが多いので、子ども自身も自分がなんとなく良くないことをしていると思っているものです。そういうときに「イライラムシが来たねー」などと、気持ちに具体的に名前をつけてあげることで、いけないのは「イライラムシ」なんだと思えるようになったら大成功です。

　「イライラムシ」という名前の、自分を困らせる気持ちに、自分から向き合おうとするでしょう。そして、子どもが「いま、イライラムシが来たんだ」というように伝えることができたら、いっぱいほめてあげてください。「困ったね。どうしようか？」などと声をかけて、一緒に退治する方法を考えてあげましょう。そうした経験を重ねていくうちに、子どもが自分なりの対処法を見つけられるようになっていきます。

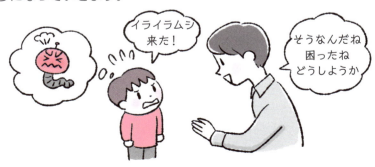

# 5章

心をつなぐ

## ペアレンティングを無理なく続けるために

# 葛藤やストレスとの向き合い方

育てにくさのある子どもの子育てでは、親自身のストレスがつのりやすくなります。自分の気持ちも大切にし、ぜひ、リラックスできる時間をつくってください。

## 自分の気持ちを大切に

思いどおりに行動してくれない子どもに対して、よその子とわが子を比較して心配になってしまったり、イライラして思わず強く叱ったりしてしまうことがあるかもしれません。あとになって、どうしてそんなことをしてしまったのかと、自分をせめてしまうこともあるでしょう。

でも、それでもよいのです。親にも感情はあるのですから、ときには怒ったりしても、泣いたりしてもよいのです。

ただ、その感情をどうか子どもにぶつけないでください。「子ども自身」ではなく、子どもの「難しい気質」や「敏感さ」に対して怒ってほしいのです。

そういった気質や敏感さのために、子ども自身も苦しんでいるのですから。

また、常に「子ども優先」で日常を送ることに疲れてしまったときや、自分の心身の調子が思わしくないときは、遠慮せずにだれかに役割を交代してもらいましょう。

子どもと、そして自分自身のためにも、無理をするのは禁物です。

## アンガーマネジメントの例

一般的な「アンガーマネジメント」（感情と上手につき合うための方法）の例を紹介します。
カッとなりそうになったときは、自分に合いそうな方法を選んで実践してみてください。

### 深呼吸をする

目をつぶって大きく深呼吸をしましょう。鼻から4秒吸って、口からゆっくり8秒で吐ききります。それを3回くり返してみましょう。

### 6秒数える

怒りの感情のピークは6秒間といわれています。カッとなったとき、心のなかで「6、5、4、3、2、1」とカウントダウンしましょう。

### おまじないを唱える

気持ちが落ち着くおまじない（「大丈夫」など）を考えます。感情が静まるまで、心のなかでくり返し唱え、自分に暗示をかけます。

### 軽い運動をする

ストレッチやヨガ、疲れない程度の軽い運動といった、体をほぐす習慣もアンガーマネジメントに役立ちます。

## いまできることに気持ちを向ける

子どもの将来については、いま思い悩んでもどうにかなるものではありません。

発達が心配な場合は、かかりつけ医、あるいは発達外来などの専門医に相談し、「親がいま、すべきこと」をアドバイスしてもらいましょう。

予約がとれず、まだ受診までに長く待たなければいけない場合は、本書を参考に家庭で「ペアレンティング」に取り組んでみてください。

劇的な変化を期待することはできませんが、それでも、何もせずに時間を過ごしてしまうよりは、はるかに意味があります。

そのときは、「子どものためにいまできる最善のことを尽くしている」と、自分を励ましてください。

## 自分なりのストレス解消法やリラックスタイムを

自分なりに「ストレス解消になるな」と感じることのリストを作ることもおすすめします。

たとえば、好きな音楽を聴く、好きな香りのハーブティーで一服する（カフェインの取りすぎには要注意）、癒される自然の動画を見る、ペットや植物の世話をするなど、家に居ながらできることであれば、より続けやすいでしょう。

## 子どもと一緒にマインドフルネス

「マインドフルネス」とは、いまここでの瞬間、自分が体験している状態にのみ集中し、評価することなく、ただありのままを受け入れる心のありようを指します。

こうした心のありようは、精神の安定や、仕事や作業の効率アップに効果があることがわかっています。一般的には、瞑想や呼吸法、ヨガなどを通して、マインドフルネスを実践します。

マインドフルネスは子どもにも効果があると言われています。

子どものマインドフルネスについては、本やインターネットの記事にも具体的な方法が紹介されていますので、それらを参考に取り組んでみてもよいでしょう。

5章 ペアレンティングを無理なく続けるために

親子で取り組むこともリラックスに良い時間に

**マインドフルネスの一例**
- 静かに寝転んでみる
- ゆっくり息を吸う、息を吐く
- 体にぎゅっと力を入れる、抜く
- 好きな食べ物を少し口に入れ、そのまま味を感じてみる

など

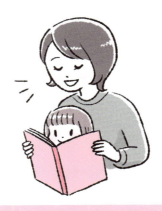

本やインターネットなどでも取り組み方が紹介されている

# 親に「特性」があるケースも

「ふつう」にこだわることはやめましょう。子どもと自分に共通の「AS特性」がある場合、だれよりもそのつらさを理解することができ、力強い味方になってあげられるはずです。

## 「一番の理解者」になれるはず

こだわり、不安、コミュニケーションが苦手、注意散漫、落ち着きがないなどといった特性は、遺伝の影響を受けます。そのため、親も含めて家族に似た特性が見られることはよくあります。もし、親自身にもAS（自閉スペクトラム）特性やADHD（注意欠如・多動症）に似た特性があると、子育てを苦手に感じることがあります。

子育てをしていくなかで、「自分にも心当たりがある」と、自分と子どもとの共通点に気がつく人も少なくありません。

しかし、AS特性があるということをネガティブに捉えないでください。それは親が「子どもの一番の理解者」として、力強い味方になってあげられるという「強み」でもあるのです。ぜひ、その「強み」を生かして、「オンリーワンのペアレンティング」に臨んでほしいと思います。

## 親と子どもの「こだわりの戦い」にならないように

こだわりの強い人は、「こうでなくてはならない」「こうなるべきだ」という思いが強すぎる場合が多く、そのとおりにならない現実がどうしても受け入れられずに苦しむ場合もあります。

特に、自分のかたよった思い込みが唯一の正しい方法と信じるあまり、知らず知らずのうちに子どもにストレスをかけてしまうことは避けなくてはなりません。

自分一人の考えで物事を進めるのではなく、家族や近しい人の意見やアドバイスにも耳を傾け、ちょっとだけ視点をずらしてみると、子育てが楽しくなっていくでしょう。

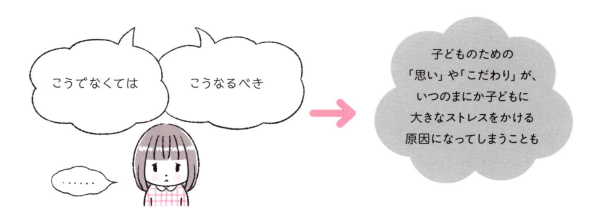

# 一人で背負い込まず家族の協力を得る

子育てを、一人で背負い込むことには無理があります。家族の理解と協力のある子育てが、子どものためにも家族のためにもベストです。

## きょうだいへのかかわり方

　もし、AS特性のある子どもにきょうだいがいて、そのきょうだいががまんをしているような場面がある場合には、親は、きょうだいの子どもとも二人きりになれる時間をつくって、その子を思う存分甘えさせてあげてください。

　手のかかる子どもに時間をとられる家庭では、きょうだいの子は親を困らせないように過剰に気をつかい、自分の要求や甘えることをがまんしているのです。

　「『いい子』でいてくれるから助かる」と感じたときは、むしろ、「SOS」のサインかもしれません。できるだけ二人だけの時間をつくるように心がけてください。

## 身近な人と分かち合おう

　さまざまな事情があって、一人の親が何もかも背負わざるをえない家庭もあるかもしれません。それでも可能な限り、もう一人の親、祖父母、それがかなわなければ家族同然の親しい友人などに力を借りましょう。子育ての悩みを一人で抱えようとせず、信頼できる人や似た経験のある人に聞いてもらってください。

　養育方針を決めるのは親自身ですが、迷うときは人の経験や意見にも耳を傾けてみましょう。違った視点をもつことで、子どもとのかかわりも違って見えてくることもあります。不正確な情報もあるSNSよりも、自分たち親子を実際に見て知っている人の意見がよいでしょう。

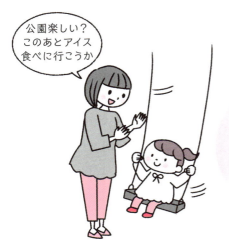

公園楽しい？このあとアイス食べに行こうか

きょうだいの子と二人きりになって甘えられる時間をつくる

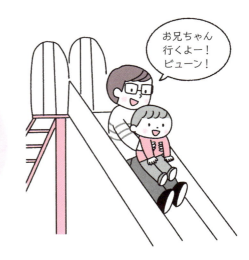

お兄ちゃん行くよー！ビューン！

5章 ペアレンティングを無理なく続けるために

# 完璧をめざしすぎない

「ペアレンティング」に正解はありません。ほかの子どもにはうまくいく方法が、わが子に合わない場合は、合う方法を探せばよいのです。

## 「失敗してもOK」という気持ちで臨む

本書で紹介した「ペアレンティング」は、「子どもができないことをできるようにするためのトレーニング」ではありません。

親子の関係性をより良いものに、また、親への愛着が、よりしっかりしたものになることをめざすものです。

また、本書で紹介したさまざまな活動や遊びは、どの子どもにも必ずフィットするとは限りません。ときには、よかれと思って取り組んだ活動が、子どもに合わずいやがられることもあるかもしれません。

## 失敗は子どもの理解に必要なプロセス

でも、どうかがっかりしすぎないでください。うまくいかなかったという経験も、これまでわからなかった「子どもが好きなこと」や「子どもが苦手なこと」を教えてくれたのですから。

子どもをより深く理解するために、失敗や試行錯誤は必要なプロセスなのです。活動や遊びが子どもに合わなかったのならば、改めて子どもに合う方法を探し、試せばよいのです。

焦らずに、一つ一つ探りながら、子どもと一緒に一段ずつ階段を上るようなイメージで取り組んでいきましょう。

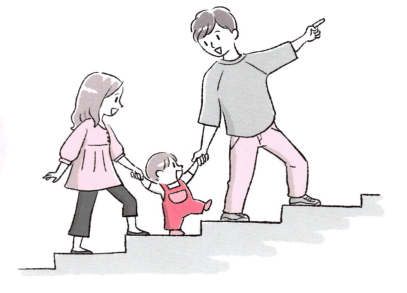

少しずつ「スモールステップ」で子どもとの関係や愛着を深めていく

# 自分をもっとほめよう！

本書で提案したペアレンティングのうち、何か一つでも取り組むことができたら、ぜひ、チャレンジした自分をほめてください。そして、子どもに対しても、ちょっとした変化を見つけてできるだけたくさんほめましょう。

## 子どもと一緒に自分もほめよう！

　ここまで、「ペアレンティング」のポイントについて説明してきました。さあ、さっそく自分にもできそうなものから実践してみましょう。

　しかし、その前に一つやってほしいことがあります。今日まで、難しい子育てに心を砕いてきた自分をねぎらい、精一杯ほめてください。ここまで頑張ってきたことは、十分尊敬に値することです。子どものことをだれよりも思い、一生懸命努力してきたのですから、そのことに誇りと自信をもってください。だれかからほめてもらうことを待つ必要はありません。自分が努力したことは、自分が一番よくわかっているのですから、自分で自分をほめましょう。

　本書を手に取ってくださったこと、そして、取り組み始めたこと自体に価値があるのです。でも、決して頑張りすぎないでください。

　「ペアレンティング」において「ほめる」という行動は非常に重要です。「ペアレンティング」の成否を分けるカギといっても、過言ではありません。ただし、親自身はほめたつもりでも、子どもに何をほめられたのかが伝わらなければ意味がありません。子どもが、「何かをすると→ほめられる」ということをはっきりわかっているかどうかがポイントになります。

　子どもが、自分のした「行動」と「ほめられる」ということをセットで理解できるようになれば、ほめられたと理解できた望ましい行動は増えていきます。

　なかには、ほめることが苦手な人もいるでしょう。自分自身が、子どものころにあまりほめられた経験がなく、叱られてばかりいたという人は、ほめ方がわからないかもしれません。それでも大丈夫です。自分なりのほめ方、自分ができる精一杯のほめ方でよいのです。やっていけば、どんどん上手になります。そして、一日に一回は、自分のことも、子どものこともほめるようにしましょう。子どもをじっと観察し、「ほめポイント」を一つでも見つけましょう。どんなささいなことでもよいのです。

　どうしても見つけられないのであれば、今日一日、元気でいられた自分と子どものことを、ぜひ、思い切りほめてあげてください。

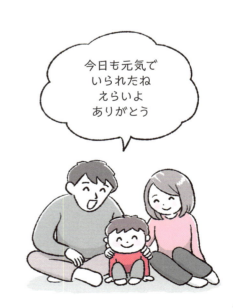

今日も元気でいられたね　えらいよ　ありがとう

## 付録 ペアレンティングに役立つグッズ＆ツール

ここでは、育児が難しいと感じているときに役立つグッズやツールの活用アイデアを紹介します。

### アイデア 1　見通しを立てる

日ごろから、見ればスケジュールがわかるように、行動を表す絵カードを使って事前に一緒に確認しましょう。場面の切り替えが苦手な子どもも、いつもと違うスケジュールがあってもそのことをあらかじめ知っていれば心の準備がしやすく、切り替えも少し楽になります。カードの裏に、両面テープを貼っておくか、クリップでとめやすいラミネート加工にすると、イレギュラーなスケジュールの部分を差し替えて使い回すことができます。

場面の切り替えが楽になる

スケジュール

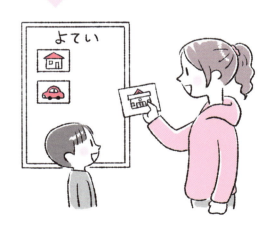

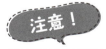

親がさせたいことをスケジュールに詰め込んで「子どもを動かすため」のツールではありません。子どもが「安心して過ごせるため」のものであるということを忘れないでください。

## スケジュールの示し方

**例**「いつも保育園の帰りはバスに乗るけれど、今日はお母さんが車で迎えに来て、病院へ行く」という場合

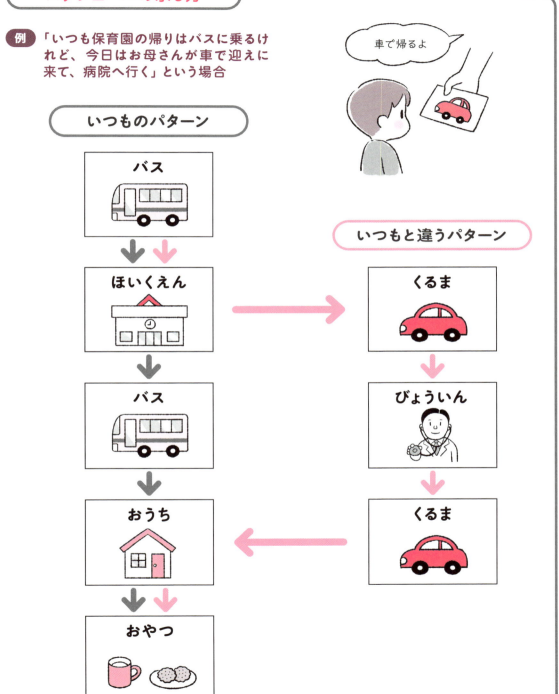

## アイデア 2　気分を落ち着かせる

気持ちが乱れやすい子どもには、気分を落ち着かせるためのアイテムを活用しましょう。感覚の過敏さがある子どもには、お気に入りの感覚がある場合が多いので、気持ちを落ち着かせることができるお気に入りの感覚グッズがあれば、イライラした気持ちをそらしやすくなります。外出先でぐずったときなどにも活躍しますから、携帯しておくと便利です。

### 感覚おもちゃ

**例** 触り心地のよいスクイーズボールは、握るとストレス解消になる

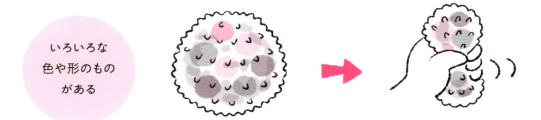

いろいろな色や形のものがある

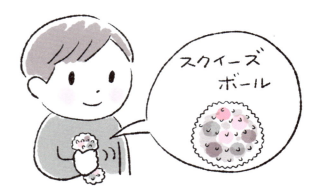

スクイーズボール

ほかにも、子どものお気に入りの感覚のものを探しておくとよい

## アイデア3 時間を可視化する

時間の経過が把握しにくい子どもには、目視で時間の経過や残り時間がわかりやすい、タイマーが役立つかもしれません。また、めざす時間が近づくとアラームが鳴るようにしておくと、時間感覚をつかみやすくなります。

### タイマー

目視や音で時間の把握がしやすい

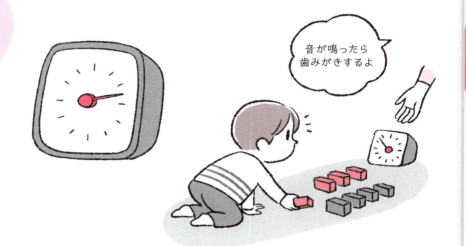

音が鳴ったら歯みがきするよ

### 砂時計

砂時計もタイマーの代わりに使えます。「砂が全部落ちるまで待ってから○○するよ」などと言いながら見せるとよいでしょう。色のついた砂がサラサラ落ちていくようすに興味を持つようなら、待つ時間も楽しめます。

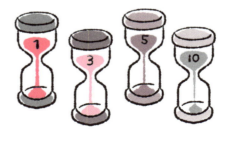

# 謝　辞

　何よりもまず、本書を世に出してくれたナツメ社の皆さまに感謝申し上げます。今日、書籍も含めて情報が溢れているなか、実際に子育てに奮闘しているご家族に、役に立つペアレンティングについて一冊にまとまった本を作りたいという思いが一つの形になったのは、暑い中、何度も何時間も打ち合わせを行った編集者の本庄奈美さん、執筆協力の石原順子さんのおかげです。私自身は、アイデアはあっても、学術論文や専門家向けのテキストといったお決まりの堅い文章でしか表現できず、一般の方に届けられるような本を書くことは無理だと思っていました。彼女たちの協力なしには、とてもこうはならなかったでしょう。

　最近は、発達障害に対する国の施策が進み、「早期療育」がとても身近になり、「発達障害」が疑われたら公的支援を受けやすくなりました。このことは大変喜ばしいことである一方、療育についての正しい理解はまだ広がっていない現状を大変残念に思うことがあります。療育の基本は、本来、家庭にあるのに、家庭でのかかわりをサポートするしくみが不足しているのです。これは制度上の課題と言えるのかもしれませんが、週に1、2回程度の療育で身につけたことを家庭や園など療育以外の場でも発揮できるようになるのは、AS特性のある子ども（5ページ参照）には容易なことではありません。

　また、子どもだけが療育を受けるのではなく、親も家庭でのペアレンティングについて専門的なアドバイスをもらう必要があります。

　しかし、実際にペアレンティングのアドバイスを受けていらっしゃるご家族は少ないのではないでしょうか。

子どもが療育に通っていれば問題が解決するといった誤った風潮に危機感を感じていたところ、榊原洋一先生（『よくわかるADHDの子どものペアレンティング』をすでにナツメ社から発刊済み）と意見交換をするなかで、信頼できて役に立つペアレンティング情報は不足しているのではないか、ということに気付かされました。特に、ASDの場合、診断を受けてからではなく、また診断を受けたからでもなく、AS特性に気付いた時点ですぐにできるペアレンティングがあることを、育てづらさを感じていらっしゃるご家族に知っていただきたいと思いました。

　本書の着想の源は、私のクリニックで出会った多くの親子の方々、また幼少時を振り返って刻まれた古い記憶を語ってくれた成人当事者の方々から学んだことにあります。そして、学んだことをクリニックの同僚たちとくり返し議論してきた結果、小さな結晶となりました。

　皆さま全てに感謝するとともに、本書が多くの方々に少しでも勇気と元気を届けられることを心から願っています。

神尾　陽子

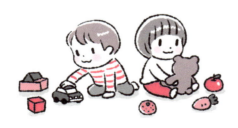

## ●著者

### 神尾陽子（かみお・ようこ）

医学博士。京都大学医学部卒業。京都大学医学部附属病院精神神経科助手、米国コネティカット大学客員研究員、九州大学大学院助教授、国立精神・神経医療研究センター精神保健研究所 児童・思春期精神保健研究部部長を経て、現在、神尾陽子クリニック院長。お茶の水女子大学客員教授。精神保健指定医、日本精神神経学会精神科専門医、日本医師会認定産業医。著書に、『発達障害のある子のメンタルヘルスケア──これからの包括的支援に必要なこと』（編著、金子書房）、『発達障害の診断と治療 ADHDとASD』（共著、診断と治療社）、『このまま使える 不安症状のある自閉症児のための認知行動療法（ＣＢＴ）マニュアル』（ミネルヴァ書房）などがある。

- ●本文デザイン　　八木静香
- ●本文DTP　　　　有限会社ゼスト
- ●執筆協力　　　　石原順子
- ●イラスト　　　　うつみちはる　くどうのぞみ
- ●校正　　　　　　株式会社鷗来堂
- ●編集協力　　　　本庄奈美
- ●編集担当　　　　柳沢裕子（ナツメ出版企画株式会社）

**ナツメ社Webサイト**
https://www.natsume.co.jp
書籍の最新情報（正誤情報を含む）は
ナツメ社Webサイトをご覧ください。

本書に関するお問い合わせは、書名・発行日・該当ページを明記の上、下記のいずれかの方法にてお送りください。電話でのお問い合わせはお受けしておりません。
・ナツメ社webサイトの問い合わせフォーム
　https://www.natsume.co.jp/contact
・FAX（03-3291-1305）
・郵送（下記、ナツメ出版企画株式会社宛て）
なお、回答までに日にちをいただく場合があります。正誤のお問い合わせ以外の書籍内容に関する解説・個別の相談は行っておりません。あらかじめご了承ください。

---

**よくわかる自閉スペクトラムの子どものペアレンティング　こだわりの強い子を自信をもって育てるために**

2024年9月2日　初版発行

| | | |
|---|---|---|
| 著　者 | 神尾陽子 | ⓒ Kamio Yoko, 2024 |
| 発行者 | 田村正隆 | |
| 発行所 | 株式会社ナツメ社 | |
| | 東京都千代田区神田神保町1-52　ナツメ社ビル1F（〒101-0051） | |
| | 電話　03（3291）1257（代表）　　FAX　03（3291）5761 | |
| | 振替　00130-1-58661 | |
| 制　作 | ナツメ出版企画株式会社 | |
| | 東京都千代田区神田神保町1-52　ナツメ社ビル3F（〒101-0051） | |
| | 電話　03（3295）3921（代表） | |
| 印刷所 | TOPPANクロレ株式会社 | |

ISBN978-4-8163-7567-5　　　　　　　　　　　　　　　　Printed in Japan
〈定価はカバーに表示してあります〉〈落丁・乱丁本はお取り替えします〉
本書の一部または全部を、著作権法で定められている範囲を超え、ナツメ出版企画株式会社に無断で複写、複製、転載、データファイル化することを禁じます。